序章

こんな人はお読みください!

当てはまる項目が多いほど、あなたの腎臓の働き「腎機能」の低下が心配です。
本書で大切な知識を身につけてください。

- □ なんだか最近疲れやすい
- □ 50歳以上である
- □ クレアチニン値が高い
- □ 尿たんぱくを指摘された
- □ 慢性腎臓病（じんぞう）が心配
- □ 血糖値やヘモグロビンA1cが高い
- □ 血圧が高い
- □ 尿酸値が高い
- □ 顔や足がよくむくむ
- □ 腎臓病の家系である
- □ 食事の制限が多く何を食べていいかわか
- □ 味の濃い料理が好き
- □ 菓子類や甘い物をよく食べる
- □ 加工食品をよく食べる

腎臓は寿命を決める臓器。そして腎臓は食べ物の影響を特に受けやすい臓器です！

私たち**人間の体は、私たちが「食べた物」でできています。**つまり、**「食べること」は、「命をつなぐ行為」**にほかなりません。しかし、「何をどう食べるか」を誤ると、**せっかくの命をつなぐための食事が、かえって命を縮める食事に変わってしまいかねない**ことを、よく知っておくべきでしょう。

腎臓（じんぞう）は、全身の細胞や臓器に酸素や栄養を送る**血液を浄化**し、**不要な老廃物を尿として排出**してくれる大切な臓器です。**腎臓の働き「腎機能」**が衰えると、血液が老廃物でいっぱいになり（**尿毒症**という）、命が危険にさらされます。そのため、**「腎臓は寿命を決める臓器」**とも呼ばれます。そして、同時に、**「食べ物の影響を特に受けやすい臓器」**でもあります。

にもかかわらず、多くの人は、日々の食事にあまりにも無関心かもしれません。**慢性腎臓病（ＣＫＤ）**[*]が増加を続け、患者数１４８０万人に達していることが、そのことを如実に示しているように思えてなりません。

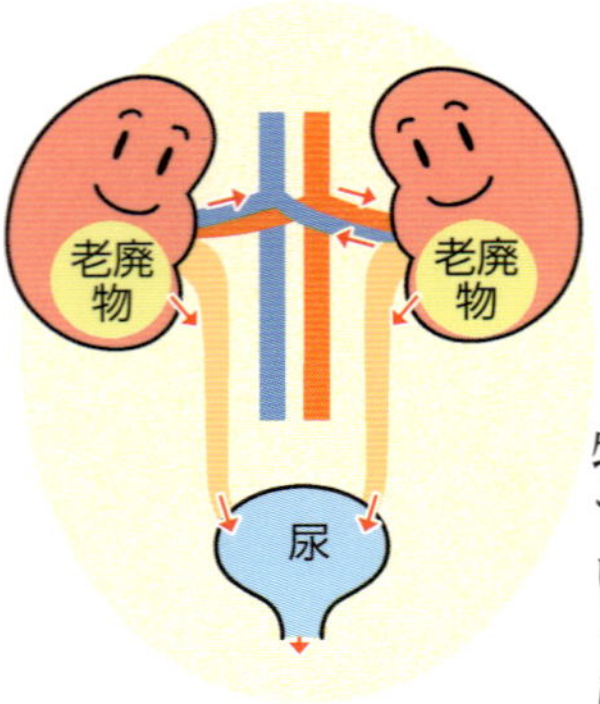

＊ CKD＝Chronic Kidney Disease（慢性腎臓病）の略。

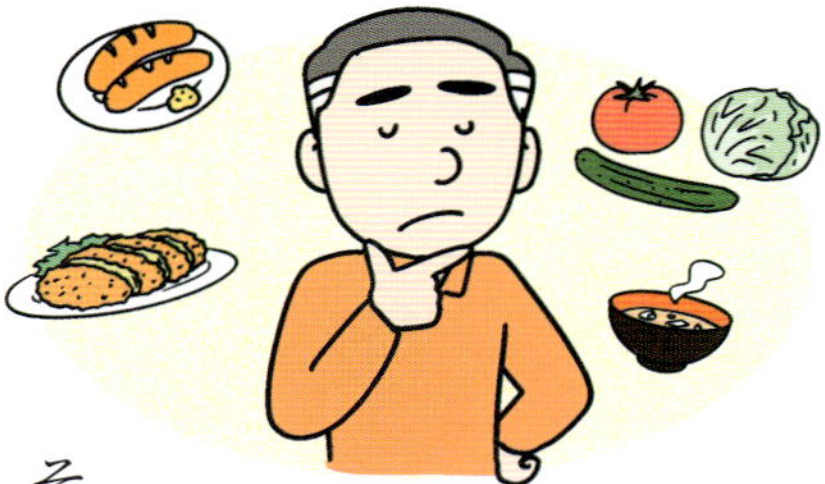

腎臓の食事療法は複雑で難しい？「では、結局、何を食べればいいのか？」に答えます

腎（じん）機能の低下が気になりはじめる40～50代になると、ようやく食事に関心を持つ人が増えてきます。健康診断などで高血糖や高血圧、腎機能低下を指摘されたことをきっかけに、食事療法を始めた人も多いでしょう。ところが、多くの方々の障壁となるのが、**「食事療法の複雑さ・難しさ」**かもしれません。**摂取カロリー・塩分・糖質・脂質の制限**だけでも大変なところに、腎機能低下が進むと、**たんぱく質・カリウム・リンの制限**も加わってきます。実際に、**食事療法がめんどうになって、途中で投げ出してしまう患者さん**も少なくありません。

そうしたこともあって、私は**前著「腎機能がみるみる強まる食べ方大全」（文響社刊）**で、腎臓を守り強めるための**「継続しやすいシンプルな食べ方」**について紹介しました。それを読んだ読者の方からの声として多かったのが、**「では、結局、何を食べればいいのか？」**という疑問でした。本書では、その素朴な疑問に、できるだけくわしく、わかりやすく答えていきたいと思います。

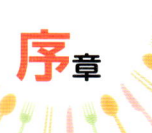

食べ物には大きく分けて「腎臓を傷める食べ物」と「腎臓を守る食べ物」の2種類があります

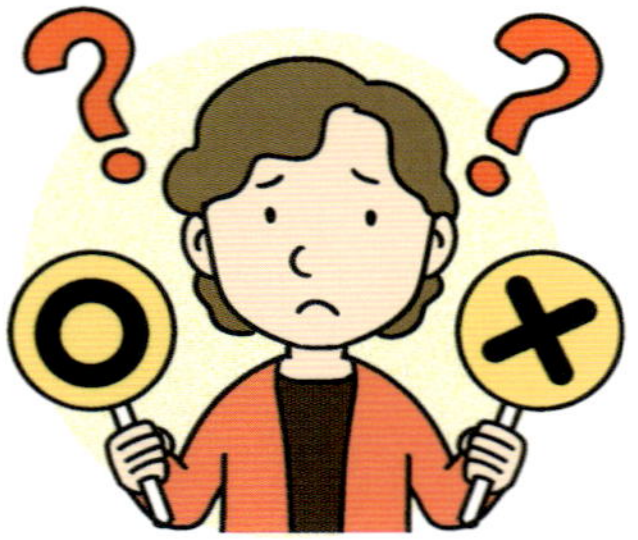

腎臓(じんぞう)病との闘いは何十年も続く長期戦です。毎日の食事の積み重ねがものをいいます。いうまでもなく、「これさえ食べておけば、腎機能をずっと守り強められる！」そんな夢のような食べ物は残念ながら存在しません。そんな薬もありません。

一方で、腎臓病だから絶対に食べてはいけないという食材も、基本的にはありません。制限が必要な塩分でさえ、1日に3グラムは必要です。

では、どうすればいいのでしょうか。

私たちはふだん、多種多様な食べ物を、さまざまな形で組み合わせて、それを調理しながら食べています。腎臓の食事療法の知識を深めて食べ物をよく見ていくと、多種多様な食べ物には、大きく分けて**「腎臓を傷める食べ物」**と**「腎臓を守る食べ物」の2種類**があることに気づきます。そして、大事な腎機能を守り強めるためには、腎臓を傷める食べ物は控えめにして、腎臓を守る食べ物を積極的にとることが重要になってくると考えられます。

腎臓を傷める食べ物とはズバリ「カロリー・塩分・糖質・脂質・リンが多い食べ物」です

では、**「腎臓（じんぞう）を傷める食べ物」**とはなんでしょうか。

端的にいうと、**「カロリー・塩分・糖質・脂質・リンが多い食べ物」**です。

高カロリー・高糖質・高脂質の食べ物は、**高血糖や高中性脂肪、高ＬＤＬ（悪玉）コレステロール、低ＨＤＬ（善玉）コレステロールなどの脂質異常**を招くほか、**肥満関連腎症***の原因にもなります。

塩分が過剰になると、**高血圧や動脈硬化**を招くと同時に、体内の血液量が増えることから腎臓が大きな負担を強いられ、疲弊することにもつながります。

さらに、リンをとりすぎると、血液中でカルシウムと結びついて**血管の内壁を石灰化させ、動脈硬化を急激に進める**ため、心臓や腎臓の血管を傷めることになるのです。

こうした食べ物を、できるだけ控えることがまず重要です。

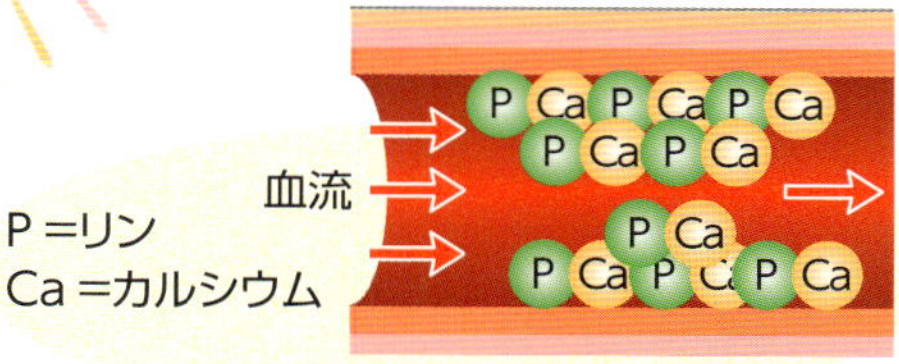

リンとカルシウムが結びついた結晶が血管の内壁に沈着（石灰化）すると、動脈硬化の原因になる。

＊肥満そのものが原因となって腎機能が低下する病気。血圧を上昇させるアンジオテンシノーゲンという物質は肝臓でつくられているが、脂肪細胞でもつくられ分泌される。脂肪細胞が増えすぎると血圧が上がり、腎臓を傷める原因になる。

要は**しょっぱい物・甘い物・脂っこい物、加工食品、お酒**をとりすぎないことが重要です

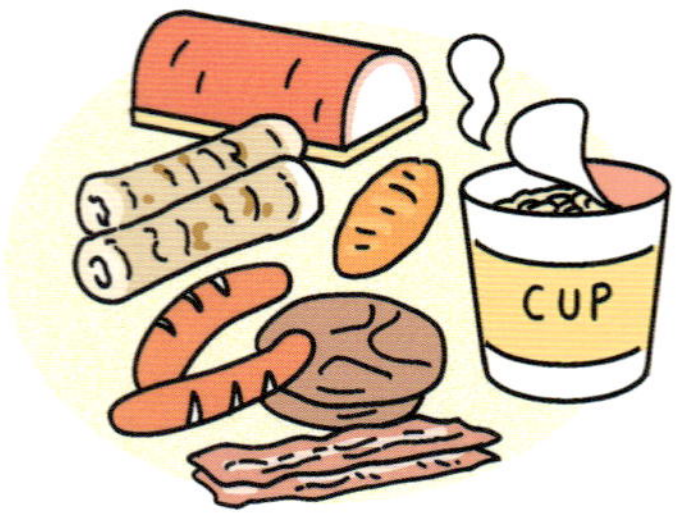

「腎臓を傷める食べ物」をさけるには、要は、**しょっぱい物・甘い物・脂っこい物、加工食品、それにお酒をとりすぎないことが重要**です。

しょっぱい物には塩分が多く、甘い物・脂っこい物にはカロリー・糖質・脂質が多いことは、みなさんもよくご存じでしょう。

加工食品をとりすぎないようにするのは、**血管の石灰化**を招くリンの過剰摂取を防ぐためです。リンは無味無臭で、味では量を判断しにくい栄養素です。肉や魚など天然の食材にも含まれていますが、**食肉加工品や魚肉加工品、インスタント食品などに添加されているリン（リン酸塩）**は体内により吸収されやすいので、加工食品をとりすぎないようにする必要があるのです。

また、**大量の飲酒習慣**は高血圧症、糖尿病などの生活習慣病につながり、腎臓を傷める原因になります。アルコールは適量*（純アルコール換算で1日20グラムまで）にとどめましょう。

＊「21世紀における国民健康づくり運動」（厚生労働省）より。純アルコール20グラムは、ビール（アルコール度数5%）で500ミリリットル、清酒（アルコール度数15%）で1合（180ミリリットル）程度。

腎臓を守る食べ物とは「塩分・糖質・脂質・リンが少ない食べ物」です。ただしカロリー不足に要注意です

一方、「腎臓を守る食べ物」とは、腎臓を傷める食べ物とは反対の食べ物、つまり「塩分・糖質・脂質・リンが少ない食べ物」です（表参照）。

野菜や**キノコ**、**海藻**のほか、**肉**や**魚**、**卵**、**牛乳**は塩分や糖質が比較的少なくおすすめです。

脂質が少ないのは、**野菜**や**キノコ**、**海藻**のほかでは、肉なら脂身の少ない**赤身肉**や**皮なしの鶏むね肉**、**ささみ**、魚なら**タラ**、**ヒラメ**、**カレイ**などの**白身魚**がいいでしょう。

たんぱく質の少ない食品はリンも少ないですが、エネルギー源（たんぱく質・脂質・糖質）を減らしすぎるとカロリー（エネルギー）不足に陥り、かえって腎臓に負担をかけたり、筋力が低下したりするので、注意が必要です（36ページ参照）。肉や魚などの天然の食品を減らすより、**食肉加工品や魚肉加工品を減らすことで、全体のリンの摂取量が減らせます。**

塩分・糖質・脂質・リンが少ない食べ物の例

塩分	野菜、キノコ、海藻、肉、魚、卵、牛乳など
糖質	野菜、キノコ、海藻、肉、魚、卵など
脂質	野菜、キノコ、海藻、赤身肉、鶏むね肉（皮なし）、鶏ささみ、タラ、ヒラメ、カレイなど
リン	たんぱく質の少ない食品（野菜、キノコ、海藻、イモ類など）

要は低塩・低糖質・低脂質・低加工の食べ物を意識して選ぶことが肝心です

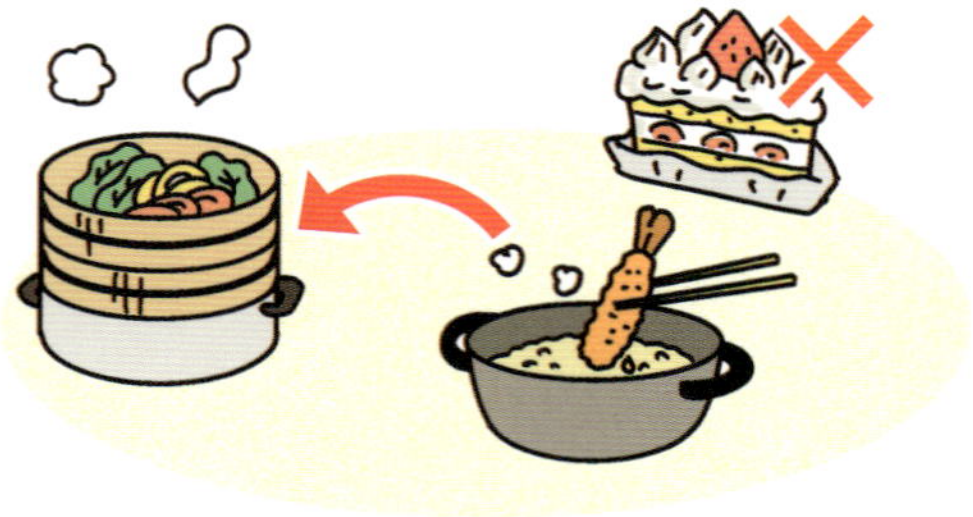

腎臓を守るためには、「低塩・低糖質・低脂質・低加工の食べ物」を意識して選ぶことが肝心です。味でいえば、濃い味より薄味の物を選べば、塩分を減らすことができます。ご飯やパン、麺類だけの食事では糖質が過多になります。おかずをしっかりとることが重要です。甘い食べ物・飲み物をとりすぎないようにすれば、糖質を減らせます。せんべいや和菓子をやめれば糖質を、砂糖やバターたっぷりのケーキや洋菓子をやめれば糖質や脂質も減らせます。食材の部位や、調理方法も意識して選びましょう。例えば肉なら、脂身の多いばら肉をやめて赤身肉にしたり脂身を取り除いたりして、揚げ物や炒め物よりも蒸し物やしゃぶしゃぶを選ぶことを意識すれば、脂質を減らして、カロリーも抑えることができます。さらに、加工食品、インスタント食品ではなく、なるべく天然の食材を使った料理を選ぶことで、リンのとりすぎを防ぐことができます。

一つ一つのちょっとした選択が積み重なり、腎臓を守る食事につながります。

腎臓を強める食べ物とは「抗酸化力が強い食べ物」「糖化を抑える食べ物」「心臓にいい食べ物」「腸にいい食べ物」です

さらに腎臓（じんぞう）を強めるために取り入れたいのが、**「抗酸化力が強い食べ物」「糖化を抑える食べ物」「心臓にいい食べ物」「腸にいい食べ物」**です。

「抗酸化力が強い食べ物」とは、過剰な活性酸素を抑える力が強い食べ物のことをいいます。活性酸素は呼吸で取り入れた酸素の一部が体内で活性化し攻撃力が強くなったもので、免疫機能や細胞間伝達物質として働く一方、過剰になると細胞を傷つけ、腎臓を傷めます。抗酸化成分である**ポリフェノール**（タマネギやブロッコリーなどの野菜、緑茶など）、**含イオウ化合物**[*1]（ニンニク、ネギ、ニラなど）、**ビタミンC**（野菜、果物）、**ビタミンE**（ナッツ類、緑黄色野菜など）を多く含む食品を選びましょう。

「糖化を抑える食べ物」は、**AGE**[*2]（終末糖化産物）が体内で作られる**糖化現象**を抑える食べ物のことです。高血糖は糖化につながるので、**野菜**や**海藻**、**キノコ**など、**食物繊維**が多く、**糖の吸収を遅らせる食べ物**がおすすめです。また、AGEは揚げ・炒

＊1 ニンニク、ネギ、ニラ、ワサビなどに多く含まれる刺激のある香り成分の総称。
＊2 血液中で過剰になった糖が体内のたんぱく質や脂質と結びつき、変質をくり返してできる物質で、強い毒性を持ち、血管や骨、脳など、全身の老化を進める原因物質とされる。

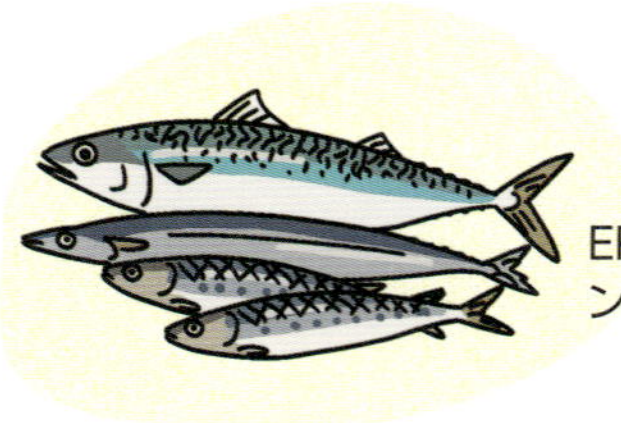

EPA、DHAは青魚に、α-リノレン酸はアマニ油やエゴマ油に多い

め・焼きなどの**高温調理で増える**ため、煮る・ゆでる・蒸す、あるいは可能なら生のままなど、比較的**低温で調理した食べ物**を選ぶといいでしょう。

近年の研究で、**心臓や腸が腎臓（じんぞう）の働きと密接な関係**があることがわかってきました。そこで、心臓にいい食べ物、腸にいい食べ物も取り入れ、腎臓を強めましょう。

「心臓にいい食べ物」は、**オメガ3脂肪酸***（**EPA**、**DHA**、**α（アルファ）-リノレン酸**）を多く含む油が代表格です。一般に油はカロリーが高く、体脂肪を増やすことからさけられがちですが、油をとるならこれらを多く含む魚油・アマニ油・エゴマ油がおすすめです。血液中の脂肪を減らして血液をサラサラにし、血栓（血液の固まり）ができるのを防ぐ効果があり、心血管病や動脈硬化の予防効果が期待できます。

「腸にいい食べ物」は、食物繊維が多い食べ物です。野菜や海藻、熟した果物などに多い**水溶性食物繊維**と、キノコやコンニャクなどに多い**不溶性食物繊維**の両方をしっかりとるのが重要です。また、納豆やヨーグルトなどの発酵食品も、腸内環境を整えるのに役立ちます。腸内細菌のバランスが乱れて腸が不調になると、腎機能が低下することが明らかになっています。腸にいい食べ物は腎臓にもいいといえます。

＊LDL（悪玉）コレステロールを減らす働きがある脂質。青魚やアマニ油、エゴマ油などに多く含まれる。

口にするすべての食品の栄養成分表示を確認し、あなたの腎臓の状態に応じて過不足なくとる必要があります

腎臓を守る食品か傷める食品かを見分けるのに参考になるのが、**「栄養成分表示」**です。

すべての市販食品[*1]には、100g（グラム）当たりの「エネルギー」「たんぱく質」「脂質」「炭水化物[*2]」「食塩相当量」の5項目の栄養成分の量を表示することが義務づけられています。1人前（あるいは1食当たり）の量に換算した栄養成分が併記されているものもあります。食品パッケージの隅や裏などに表示されているので、必ず確認する習慣をつけましょう。

これらの表示を活用し、自分の腎臓（じんぞう）の状態に応じて**栄養を過不足なくとれるよう、食べ物を選ぶ**必要があります。

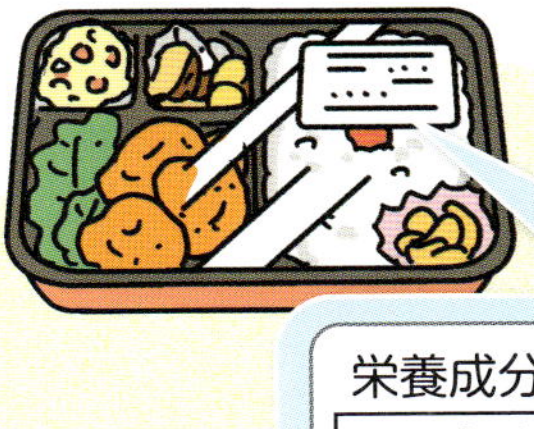

栄養成分表示 100g当たり

エネルギー	500kcal
たんぱく質	25.3g
脂質	37.6g
炭水化物	10g
食塩相当量	1.5g

＊1 野菜や果物などの生鮮食品は任意で表示。
＊2 炭水化物には糖質と食物繊維が含まれる。糖質と食物繊維それぞれの量を別に表示している親切な食品も増えている。

慢性腎臓病が進行しステージG3以降になると たんぱく質・カリウムの制限が加わります

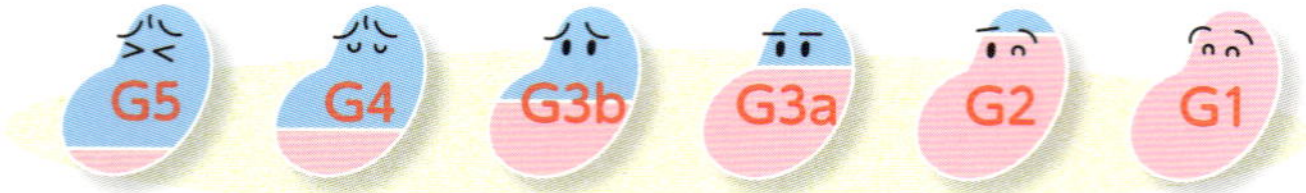

慢性腎臓（じんぞう）**病**は、腎機能低下の進行度によって**G1・G2・G3a・G3b・G4・G5**の6つのステージに分けられます。ステージG2までは減塩に注意し、たんぱく質をとりすぎないように注意すれば、それほど意識せずに通常とあまり変わらない食事ができますが、G3以降は、たんぱく質の制限が加わります（24ページ参照）。

G3になると、腎機能は健康な人の6割未満です。たんぱく質が体内で利用された後にできる老廃物を排出する能力が低下しており、腎臓に大きな負担がかかるので、たんぱく質の制限が必要になるのです。

G3b以降で高カリウム血症なら、不整脈や心不全の危険性が高まるため、**カリウムの制限**も必要になります（24ページ参照）。

ステージが進めば進むほど改善が困難になり、食事療法の制限が増えることを肝に銘じて、**早い段階から食べ物選びを改め、腎臓を守ることが大切**です。

食べ物選びを改めればクレアチニン値・尿たんぱくが改善し人工透析を回避できる例も珍しくありません

腎臓（じんぞう）を傷め、腎機能を低下させる大きな原因の一つに、生活習慣病（高血圧症・糖尿病・脂質異常症・メタボなど）があります。生活習慣病を招く要因には喫煙や運動不足、ストレスなど、さまざまなものがありますが、毎日欠かさずとる**食べ物が大きく影響**することは間違いありません。まして腎臓は、食べ物の栄養素を利用した後にできる老廃物の処理を担うため、食べ物の影響を特に受けやすい臓器です。

今日から**食べ物選びをほんの少し改めるだけ**で、**1週間後には体重や体脂肪、血圧などの数値に変化**が現れはじめ、**1ヵ月後、3ヵ月後、1年後には、クレアチニン値や尿たんぱくの数値もよくなってくる**はずです。

実際に、食べ物選びを改めてクレアチニン値や尿たんぱくが改善し、**人工透析の導入を回避できている患者さんの例は、決して珍しくない**のです。

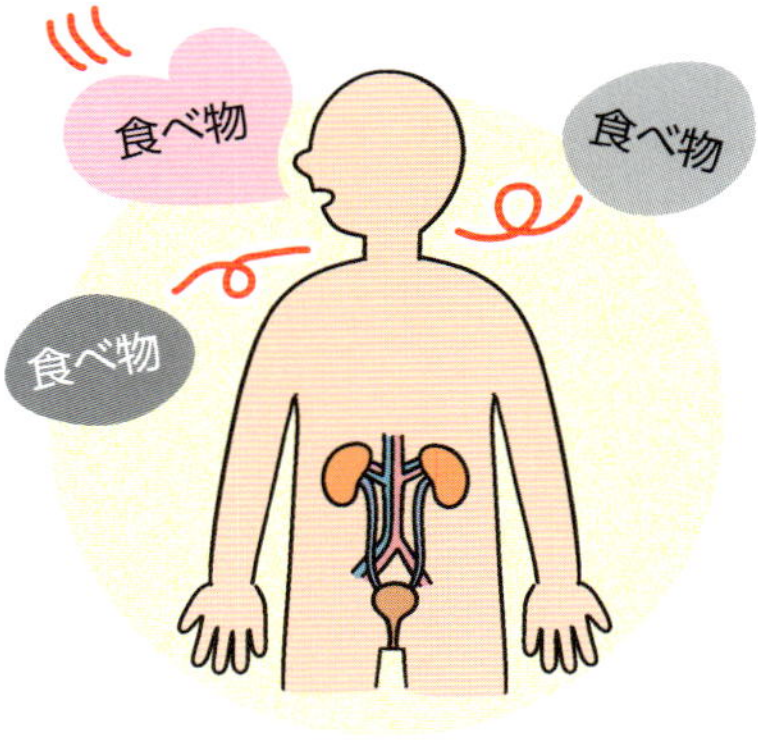

もくじ

序章

第1章

第1章

健康な人も、腎機能低下が気になる人も
なるべく早く始めたい！
腎機能・クレアチニン値・たんぱく尿を改善する

「慢性腎臓病のステージ別食べ方ルール」

まずは「腎機能を守り強める食べ方」をおさらい！
無意識に行いがちな「腎臓を傷める食べ方の盲点」総チェック

何を食べるか決め、食材を選び調理する、飲食店でメニューから料理を選ぶなど、実際に食べ物を口に運ぶまでには数々の選択があり、注意しているつもりでもその人なりの食べ方のクセが出てしまうものです。このクセを把握していないと、**無自覚に腎臓（じんぞう）を傷める食べ方をしているかも**しれません。好んで食べる食品の栄養素の偏りやアルコール飲料のとりすぎなどのほか、朝食抜きや深夜食、外食がちといった食習慣も、**「腎臓を傷める食べ方の盲点」**になります。上と左ページのチェックリストで、日ごろの食べ方を見直してみましょう。当てはまる項目の□にチェックを入れ、その数が多いほど、「盲点」も多いことになり、なるべく早く改めましょう。

- □ 濃い味つけの料理が好き

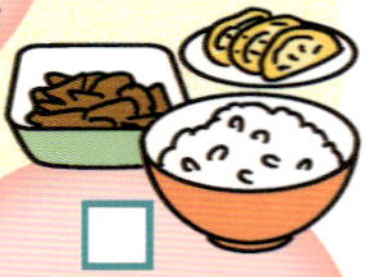

- □ 白飯＋ご飯の友（漬物や佃煮など）が食事の中心だ

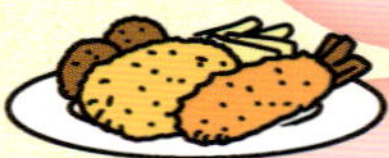

- □ 揚げ物や炒め物など脂っこい料理をよく食べる

「腎臓を傷める食べ方の盲点」チェック

- □ 朝食を抜くことが多い
- □ キノコや海藻類をあまり食べない
- □ ハムなどの食肉加工品やかまぼこなどの魚肉加工品をよく食べる

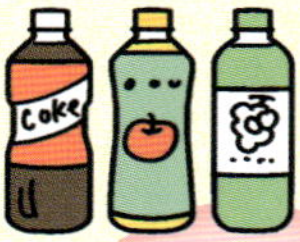

- □ 食欲を我慢できず、つい食べすぎることが多い
- □ ジュースなど甘い飲み物をよく飲む
- □ 甘いお菓子や菓子パン、スナック菓子をよく食べる

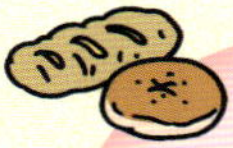

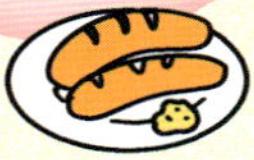

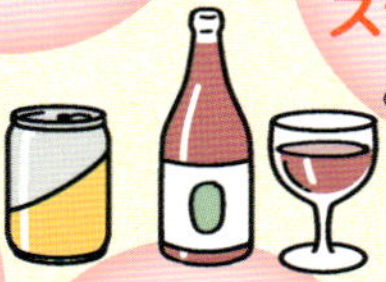

- □ 昼食は麺類やパン類、おにぎりだけですませることが多い
- □ アルコール飲料をよく飲む
- □ 毎食のようにみそ汁やスープを飲む

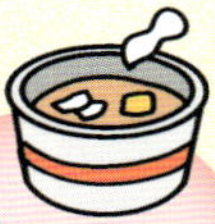

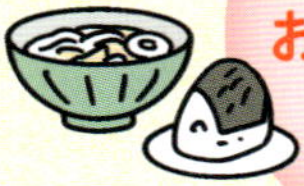

- □ テレビやスマートフォンを見ながら食事することが多い
- □ 飲酒後はラーメンやご飯類などの「締め」が欠かせない
- □ 野菜や果物はあまり食べない

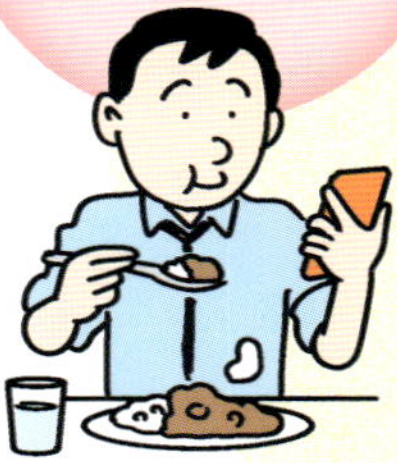

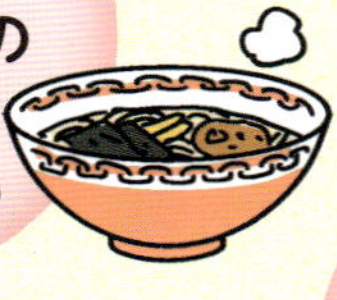

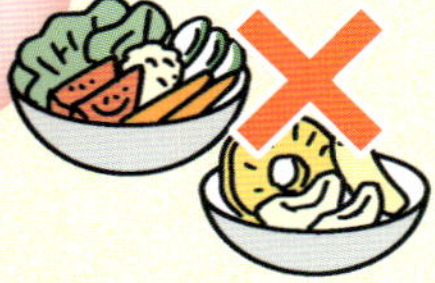

- □ 豆腐や納豆、豆乳などの大豆食品をあまりとらない
- □ 夜遅くに夕食や夜食をとることが多い
- □ 外食が多い

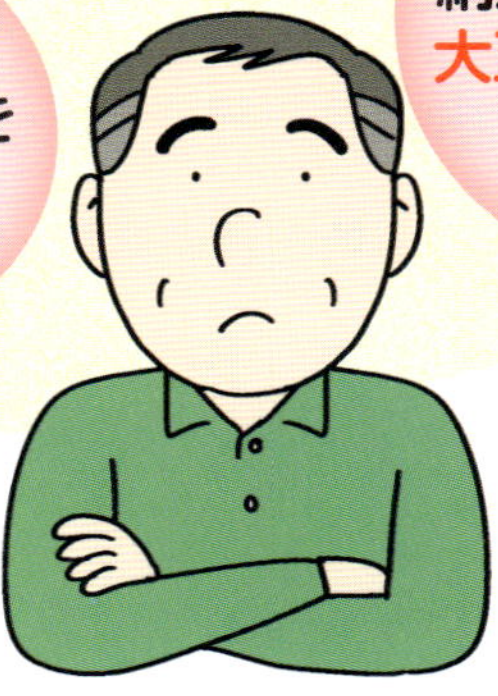

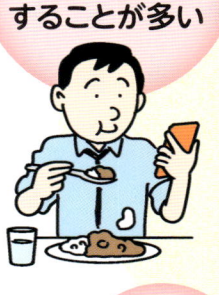

全飲食物の栄養成分表示をチェック、写真を撮る、毎朝体組成計に乗るなど「シンプルな基本の食べ方12ヵ条」

無意識に腎臓（じんぞう）を傷める「食べ方の盲点」を改めるには、わかりやすく続けやすい**「シンプルな基本の食べ方12ヵ条」**がおすすめです。最初から12項目を完璧に行わなくてもかまいません。これならできそうだと思う項目をいくつか選び、**まずは1週間、試してみましょう。**実際にやってみて体重や血圧、体調の変化を観察し、自分の食べ方を見直しながら、次の段階にステップアップしていけばいいのです。

1 すべての食品の栄養成分表示を必ずチェック

市販食品のパッケージには「熱量（エネルギー）」「たんぱく質」「脂質」「炭水化物」「ナトリウム（食塩相当量に換算した数値）」の5項目の「栄養成分表示」が義務づけられている。食品を選ぶさいは必ずチェックして、塩分やカロリーのとりすぎを防ぐ。

2 菓子パンやお菓子を控える

砂糖や小麦粉、脂肪（バター、生クリーム、マーガリンなど）がたっぷり使われているものが多く、高カロリー・高糖質・高脂質。食後に血糖値が上昇しやすく、腎臓やすい臓に負担をかける。甘い誘惑に打ち勝つには、とにかくその場から離れる。

3 甘いジュースや砂糖入りのコーヒーを控える

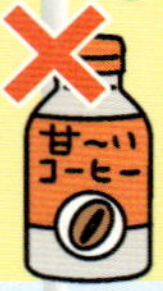

液体の糖質は吸収されやすく血糖値の急上昇を招きやすい。甘い飲み物は必ず栄養成分表示を確認する。スポーツドリンクや栄養ドリンクにも糖質が多いため、漫然と習慣として飲みつづけない。

4 肉の脂身や皮は残す

1グラム当たりのカロリーは、糖質・たんぱく質は約4キロカロリーなのに対し、脂質は約9キロカロリー。肉は脂質が多い脂身や皮を取り除くだけでカロリーを大幅に減らせる。脂質の多い脂身と皮は食べずに残すか、調理で取り除き、良質なたんぱく質の摂取を心がける。

5 ハム、ベーコン、ソーセージ、インスタント食品を減らす

食肉加工品や魚肉加工品、インスタント食品は塩分が多いばかりか、天然食材のリンよりも吸収されやすい食品添加物のリン（リン酸塩）が加えられたものが多い。リンのとりすぎは血管内壁の石灰化を招き腎臓の負担を増やすので、なるべくさける。

6 朝食は「無塩」に近づけた献立にする

3食のうち朝食を「無塩」に近づけた献立にすれば、1日に摂取可能な塩分量を昼食と夕食に振り分けることができる。外食することが多い昼食や品数の多い夕食に比べ、朝食は比較的、無塩の献立にしやすい。

7 ファストフード、揚げ物、ラーメンを控える

ファストフードや揚げ物は一般に「高カロリー・高塩分・高糖質・高脂質」。そばやうどん、ラーメンなどの麺類にも糖質がとりわけ多く、汁やつけ汁には塩分もたっぷり。具によっては脂質やカロリーも高くなる。多くても週1～2回程度に。

8 一汁三菜の魚の和定食を定番化し、野菜から食べる

単品メニューより各料理の量を加減しやすく、食材の種類が多いため栄養バランスを整えやすい。主菜は肉よりも比較的脂質が少ない魚がいい。食物繊維が豊富な野菜・キノコ・海藻類を先に食べて食後血糖値の急上昇を抑え、塩分が多ければみそ汁は残す。

9 緑黄色野菜・淡色野菜をできるだけ増やす

野菜に豊富なビタミンには腎臓を傷める過剰な活性酸素の害を弱める抗酸化作用があり、カリウムには余分な塩分を体外へ排出する働きがある。*野菜摂取量の目標1日350グラムを、緑黄色野菜1に対して淡色野菜2の割合でとるのが望ましい。

10 海藻・キノコ・こんにゃくをできるだけ増やす

腸と腎臓には密接な関係があり、便秘は腎臓に悪影響。腸内環境を守る食物繊維は野菜のほか海藻・キノコ・こんにゃくからも補う。食物繊維には水溶性（海藻に多い）と不溶性（キノコやこんにゃくに多い）があり1対2の割合でとる。

11 食べるものすべてを毎日写真に撮る

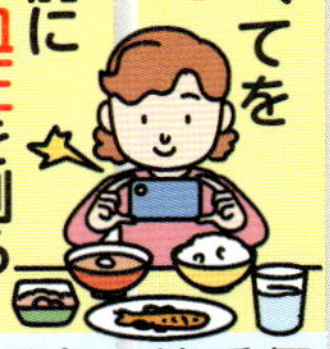

何を飲食したか記録する習慣をつける。食事のほか休憩時の飲み物もすべて記録。手帳に文字で書いてもいいが、スマホや携帯電話で写真を撮れば続けやすい。1週間続けたら、撮りためた写真を見ながら食事を振り返り、自己管理に役立てる。

12 起床後と就寝前に体重・体脂肪率・血圧を測る

毎日時間を決めて体重・体脂肪率・血圧を測り、記録する。食事の写真記録と合わせて見て、食べ物を替えた成果が数字に現れれば励みになり、成果が出なければ反省すべき点がわかる。

＊ステージG3b以上でカリウム制限が必要な場合は、主治医の指示に従う。

慢性腎臓病を指摘されていない人も早くから実践！
進行度別「腎機能を守り強める基本の食べ方」ガイド

慢性腎臓病は腎機能低下の進行度によって**6段階のステージ**[*1]に分けられ、食事療法の内容も変わってきます（左ジペーの図参照）。しかし基本は、腎機能を低下させる**高血圧・糖尿病・メタボなどの生活習慣病の予防・改善**で、全ステージでエネルギー（摂取カロリー）調整による肥満の予防・改善、減塩による高血圧対策が必要です。

G1、G2までは適切なエネルギー量と減塩を守ればよく、家族と同じ食事を楽しむことができます。**G3aになるとたんぱく質、G3bになるとカリウムの制限**が加わり、食事に特別な配慮が必要になってきます。**G5で人工透析が導入されれば、水分の制限も必要**です。G3b以降の食事療法では、それ以上の進行を抑えることが目的の中心になりますが、**慢性腎臓病予備群の人やG1〜G3aまでは食事療法で腎機能の回復が十分に望めます。**ステージが進むほど制限が増えていくので、それ以上腎臓を傷めないよう、早いうちから**「腎機能を守り強める基本の食べ方」**を身につけて実践し、腎機能の低下を防ぎましょう。

慢性腎臓病の診断基準

次の❶、❷のいずれか、または両方が3ヵ月を超えて持続すると慢性腎臓病と診断される。

❶ 尿・血液の検査、画像診断、病理[*2]から、腎臓に障害が起こっていることが明らか。特に**0.15g/gCr以上**の尿たんぱく（30mg/gCr以上の尿アルブミン）

❷ 糸球体ろ過量（GFR）が**60mL/分/1.73m²未満**である。

*1 GFR（糸球体ろ過量）の数値によりG1、G2、G3a、G3b、G4、G5の6ステージに分類される。
*2 腎臓の組織をとり顕微鏡でくわしく調べる検査。

慢性腎臓病の食事療法の目標（成人1日量）

日本腎臓学会『慢性腎臓病に対する食事療法基準2014』（東京医学社）を参考に作成

GFR＝腎臓のろ過機能を担う糸球体が1分間にどれだけの血液をろ過できるかを表す数値。

	G1	G2	G3a	G3b	G4	G5
GFR	90以上	60〜89	45〜59	30〜44	15〜29	15未満
エネルギー	標準体重×25〜35キロカロリー（標準体重＝身長（メートル）×身長（メートル）×22）					
たんぱく質	過剰な摂取をしない（標準体重1キロ当たり1.3グラムを超えない量が目安）		制限 標準体重1キロ当たり0.8〜1.0グラム	制限 標準体重1キロ当たり0.6〜0.8グラム		
塩分	高血圧やむくみがなければ男性7.5グラム未満、女性6.5グラム未満を当面の達成目標としてもいい*	制限 6グラム未満3グラム以上			むくみがあれば、より少なく制限しなければならない場合もあるが、3グラム未満の過度の制限は推奨されない	
カリウム	制限なし			制限 2,000ミリグラム以下（高カリウム血症の場合）	制限 1,500ミリグラム以下（高カリウム血症の場合）	
リン	正常範囲を保つ					高リン血症があれば医師の指示により制限
水分						人工透析導入後は制限

＊「日本人の食事摂取基準」（2020年版／厚生労働省）に基づく。

【塩分について】減塩によって食欲が落ちるようであれば、だし、酢、辛味などで味つけをして食欲を増すように工夫する。それでも食欲が改善しない場合は、無理のない減塩目標を定める。

G3aになるとたんぱく質の制限が始まる

どのステージでも適正なエネルギー摂取量を守る

高カリウム血症ならカリウム制限が始まる

加工食品のとりすぎに注意する

人工透析導入後は水分の制限も必要

ステージ
G1～G2
GFR 90以上（G1）
GFR 60～89（G2）

エネルギー	適切な量（標準体重×25～35キロカロリー）
たんぱく質	過剰な摂取をしない（標準体重1キロ当たり1.3グラムを超えない量が目安）
塩分	6グラム未満3グラム以上（高血圧やむくみがなければ男性7.5グラム未満、女性6.5グラム未満を当面の達成目標としてもいい）
カリウム	制限なし
リン	とりすぎに注意する
水分	制限なし
ポイント	生活習慣病の予防・改善に努める

- 腎機能は誰でも加齢に伴い低下していくので、早期からの対策が重要。
- 高血圧の人、濃い味を好む人はまず「減塩」を徹底。しょうゆやソースなど、食卓で使う調味料を減らすことから始めると取り組みやすい。
- こってり好き・甘い物好きの人は、1日にどれくらいのカロリーをとっているかを計算して、自分の食べ方をきちんと把握することから始める。

G1は腎[*1]障害はあるが腎機能は正常、**G2**は腎障害があるものの腎機能の低下は軽度という段階で、自覚症状がないのが普通です。

ただ、健康診断などで**高血圧・高血糖・脂質異常症**などの検査値に異常がある人や、**太りぎみ**の人、喫煙習慣がある人は生活習慣病の予備群で、今後腎機能が低下していく可能性が高い「ハイリスク群」です。また、慢性腎臓病[*2]の家族がいる場合なども慢性腎臓病を発症する危険因子とされています。

この段階の食事療法は、腎機能を低下させる高血圧症・糖尿病・脂質異常症・メタボなどの生活習慣病の予防・改善がポイントです。そのためには、まず**①減塩**、**②適切なエネルギー摂取量を守る**ことを習慣として身につけましょう。「腎臓を傷める食べ方の盲点」（20ページ）をチェックし、当てはまるところから改善していきましょう。

*1 腎障害＝腎臓の糸球体や尿細管が傷むこと。腎機能＝血液をろ過して尿を作ったり、体内の水分濃度や血圧を調節したりする腎臓の機能のこと。
*2 慢性腎臓病発症の危険因子には家族歴、NSAIDs（非ステロイド性消炎鎮痛薬）などの常用薬、高尿酸血症、膠原病、感染症、尿路結石などもあげられる。（日本腎臓学会「CKD診療ガイド2024」より）

ステージ G3a

GFR 45〜59

エネルギー	適切な量（標準体重×25〜35キロカロリー）
たんぱく質	標準体重1キロ当たり0.8〜1.0グラム
塩分	6グラム未満3グラム以上
カリウム	制限なし
リン	とりすぎに注意する
水分	制限なし
ポイント	たんぱく質の摂取量を守り、腎機能の低下を防ぐ

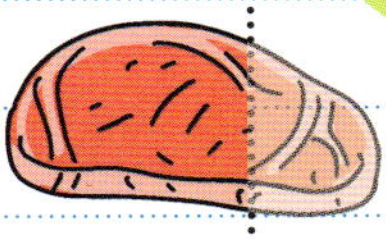

- 食事を中心に生活習慣を改善すれば、腎機能の改善・回復も望める。
- たんぱく質はとりすぎに注意し、過不足なくとる。
- 自分が1日に食べられるたんぱく質の量を計算し、身近な食品に当てはめてみる。よく食べる食品のたんぱく質量を大まかにつかんでおく。
- 減塩や適切なエネルギー量を守る習慣をつける。

G3aは**腎機能が健康な人の60％未満に低下した状態**です。自覚症状はほとんどありませんが、人によっては**むくみ・だるさ・疲れやすさ**を感じます。**食事療法や運動療法で腎機能の改善・回復も望める**ので、生活習慣の見直しをしっかりしましょう。

G3aからは**たんぱく質の摂取量に制限が加わります。**この段階になると、たんぱく質を代謝（体内で利用できる形に変えること）するさいに生じる老廃物（尿素など）を腎臓が処理しきれなくなってきます。処理しきれない老廃物によってさらに腎臓の障害が進むのをさけるため、たんぱく質を減らして、腎臓の負担を軽くするのです。

まずは、**1日に食べられるたんぱく質の量をきちんと把握**（46ページ参照）しましょう。これ以上腎臓を傷めるのをさけるため、**減塩**や**適切なエネルギー量**を厳守することも重要です。

ステージ
G3b
GFR 30〜44

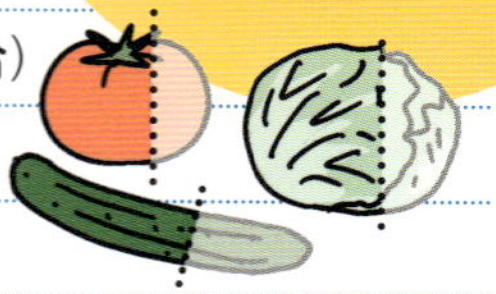

エネルギー	適切な量（標準体重×25〜35キロカロリー）
たんぱく質	標準体重1キロ当たり0.6〜0.8グラム
塩分	6グラム未満3グラム以上 （高血圧でなくても厳守する）
カリウム	2,000ミリグラム以下（高カリウム血症の場合）
リン	とりすぎに注意する
水分	制限なし

ポイント 食材や調理方法の知識を身につけよう

- 残った腎機能を守り、ずっと維持しつづけることを目標にする。
- 自覚症状がなくても、突然、脳卒中や心筋梗塞などの発作を起こすリスクが高いことを常に意識して、食事の改善に臨む。
- 味覚に頼れないカリウム制限も始まる。自分で調理しない人もどんな食品にカリウムが多いか、どう調理すればカリウムを減らせるかなどを学び、食べ物の選択に生かす。

同じG3でも**GFRが45未満**の**G3b**になると、腎（じん）機能をこれ以上低下させないことが大きな目標になり、腎臓に負担をかけないよう、たんぱく質の制限もより厳しくなります。**心血管病など**＊1**の生命にかかわる合併症を発症するリスクも高まります。**

G3bになると腎臓がナトリウムやカリウムなどの電解質＊2を調整する機能が低下しはじめます。体内の水分量を減らしむくみや心血管病を防ぐために、塩分は1日6グラム未満を厳守します。カリウムは塩分の排出を促してくれるミネラルですが、調整がうまくいかず血液中に増えすぎて**高カリウム血症**になると、**不整脈**を招く恐れが高まるので、制限が必要です。野菜や果物に多く含まれるカリウムは、食塩と違って味がなく、味覚に頼った調節がしにくいため、どんな食品にカリウムが多いかや、カリウムを減らす調理法の知識を持つようにしましょう。

＊1　脳卒中・心筋梗塞・心不全など。
＊2　水に溶けると電気を通す物質。ナトリウム、カリウム、リン、カルシウム、マグネシウムなど。

ステージ G4

GFR 15～29

エネルギー	適切な量（標準体重×25～35キロカロリー）
たんぱく質	標準体重1キロ当たり0.6～0.8グラム
塩分	6グラム未満3グラム以上 （むくみがあればより少なく制限）
カリウム	1,500ミリグラム以下（高カリウム血症の場合）
リン	とりすぎに注意する
水分	制限なし
ポイント	しっかり自己管理して人工透析を回避

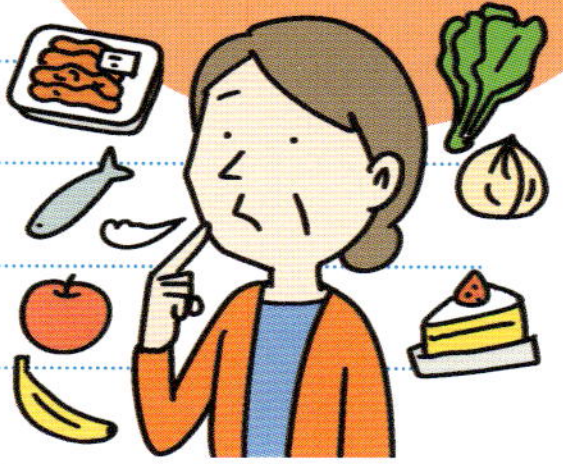

・制約は増えるが、食べ方を工夫して、残った腎機能を守り、維持していくことが大切。
・不快な症状を軽くするためにも生活改善は有効。
・食事を中心に血圧、血糖値、体重などをきちんと自己管理すれば、クレアチニン値やたんぱく尿が改善して、人工透析も回避できる例も珍しくない。

G4は、**腎機能が健康な人の3分の1程度の「高度低下」状態**で、心血管病などを発症するリスクがさらに高まります。**むくみ**や**だるさ**、**頭痛**、**食欲不振**のほか、**貧血**や**血圧上昇**といった症状が現れることもあります。G3bと同様に**塩分やたんぱく質の制限**があり、高カリウム血症があれば、カリウムがさらに厳しく1日1500ミリグラム以下に制限されます。

ただ、何もかも減らせばいいわけではなく、筋力を維持したり活動を支えたりするたんぱく質やエネルギー、ビタミンなどの栄養素は、**必要十分な量を過不足なくとらなければなりません。**制約が増え、判断が難しい場面も増えてきますが、食べ方を工夫して、残った腎機能を守ることが大切。食事を中心に血圧・血糖値・体重などをしっかり自己管理すれば、**クレアチニン値**や**たんぱく尿**が改善し、**人工透析導入を回避**できる例も珍しくありません。

ステージ
G5
GFR 15未満

エネルギー	適切な量（標準体重×25～35キロカロリー）
たんぱく質	標準体重1キロ当たり0.6～0.8グラム
塩分	6グラム未満3グラム以上 （むくみがあればより少なく制限）
カリウム	1,500ミリグラム以下（高カリウム血症の場合）
リン	高リン血症がある場合は医師の指示により制限
水分	人工透析導入後は制限
ポイント	場合によってリン、水分の制限も必要

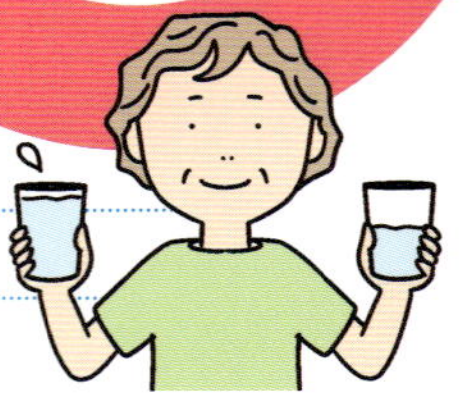

・生活の改善で人工透析を回避しつづけることも不可能ではない。たとえ透析導入になっても、食べ物に気を配ることで、透析の効果をいっそう高められる。
・リンはたんぱく質の多い肉や魚などに含まれるが、天然の食材よりも吸収されやすいリン（無機リン）を多く含む加工食品を減らすのが効果的。食材を水にさらしたりゆでこぼしたりと、調理にも工夫をして減らす。
・人工透析導入後は水分のコントロールも重要。

G5は**腎機能が健康な人の15％未満**に低下した**「高度低下～末期腎不全」**の状態。**多くは人工透析導入**となりますが、食事を中心に生活の改善を徹底して、透析を回避しつづけることも不可能ではありません。

G4と同様のエネルギー量・たんぱく質・塩分・カリウムの制限に加え、高リン血症があれば**リンの制限**が必要です。血液中にリンが増えすぎるとカルシウムと結びつくので、カルシウムが不足して骨がもろくなったり、血管*が石灰化して硬くなり、心血管病につながったりする恐れもあります。

尿がほとんど出なくなり人工透析を導入した患者さんは、**水分**の出入りのコントロールも大切で、汗や呼吸、便などで失われた水分量を計算して水分摂取量を決めることになります。現代は人工透析の技術も進歩していますが、透析の効果をより高めるためにも**透析導入後も引き続き食べ物に気を配ることが大切です。**

＊血管の石灰化＝リンとカルシウムが結合してできたリン酸カルシウムの結晶が、血管の内壁に沈着し、柔軟性・弾力性を失った状態。

第2章

カロリー・塩分・糖質・脂質・リン・たんぱく質・カリウム
栄養を過不足なく補い
大事な腎臓を守り強める
「シンプルな食べ物選び」

難しく感じる「腎臓の食事療法」を単純化！これなら続く！ 腎機能が強まる！「シンプルな食べ物選び」

「腎臓を守るために食事に気をつけなくてはいけないことはわかっていても、毎食、塩分やカロリーを細かく計算するのは難しい」と感じ、敬遠する人も多いでしょう。

確かに、塩分やカロリーだけでなく、たんぱく質やリン、カリウムなど、多くの栄養素の摂取量を調節することを考えれば、無理はないかもしれません。

ただし、重度の慢性腎臓病では腎臓専門医や管理栄養士の細かな指導を受けることが重要ですが、それほど腎機能低下が深刻でないうちは、厳密な計算をしなくても、腎臓にやさしい食事を実現することは十分に可能です。

また、「減塩食や低カロリー食は味けない」というイメージがあるかもしれません。しかし、おいしい食事は「塩け」や「カロリー」だけでは決まりません。香りや食感、音、彩りなども含めた食べ物の「風味」全体を、「おいしい」と感じているはずです。食べ物には無限の組み合わせがあり、ちょっとしたポイントを押さえれば、

食事と生活習慣病・腎臓病の関係

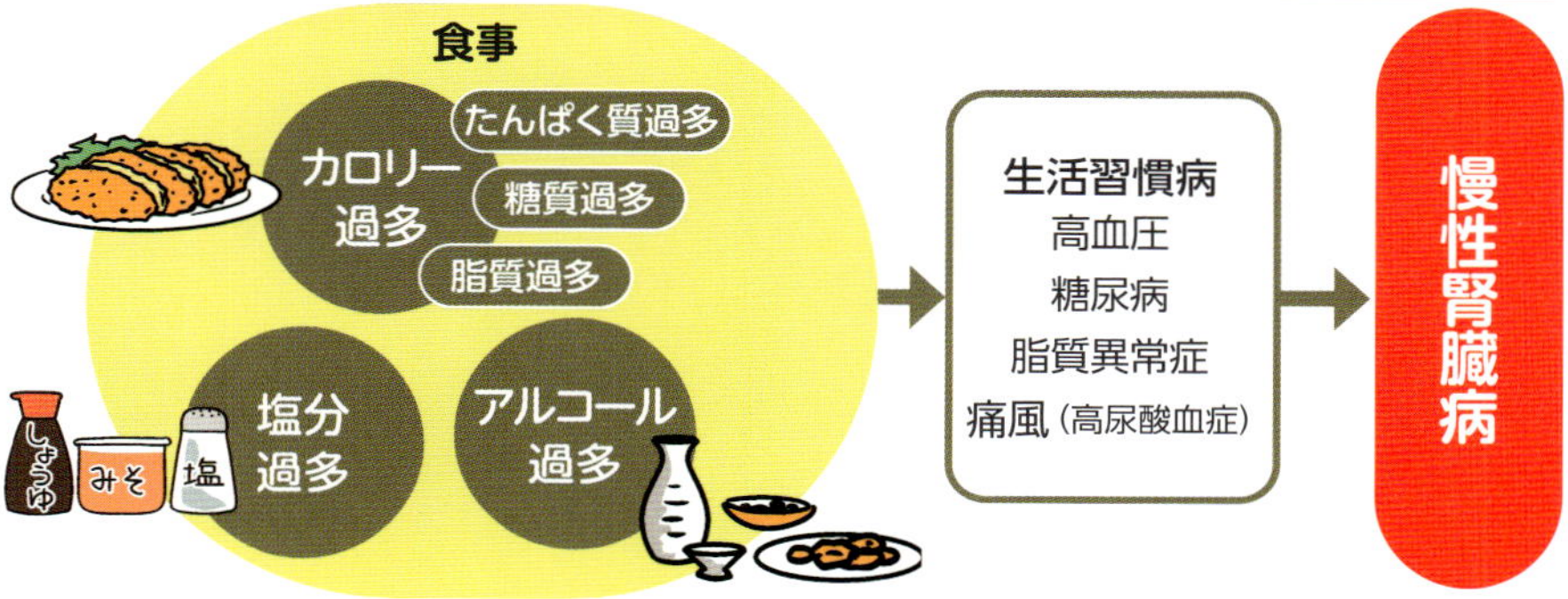

「減塩、低カロリーでも、おいしい食事」は実現できます。

腎臓を守る食事のポイントは、主に❶塩分、❷カロリー（エネルギー源＝たんぱく質・脂質・糖質）、❸アルコール飲料です。これらをとりすぎると高血圧、糖尿病、脂質異常症、高尿酸血症といった生活習慣病を発症する危険性が高まるからです。これらの生活習慣病は腎臓の負担を増し、腎機能を低下させます。また、塩分のとりすぎは直接的に腎臓を傷めます。

まずは、無意識に行ってきた**「腎臓を傷める食べ方の盲点」**（20ページ参照）を振り返りましょう。これまで自分がどんな食べ物を選び、どんな食べ方をしてきたかを把握すれば、腎臓への負担を減らす改善ポイントがわかります。

そのうえで、難しく感じていた腎臓の食事療法を、単純化しましょう。❶低塩、❷低糖質、❸低脂質、❹低カロリー、❺低加工の食べ物を選ぶ「シンプルな食べ物選び」を実現し、アルコール飲料を控えめにするだけで、頭を悩ませることなく、腎臓を守る食事が実現します。

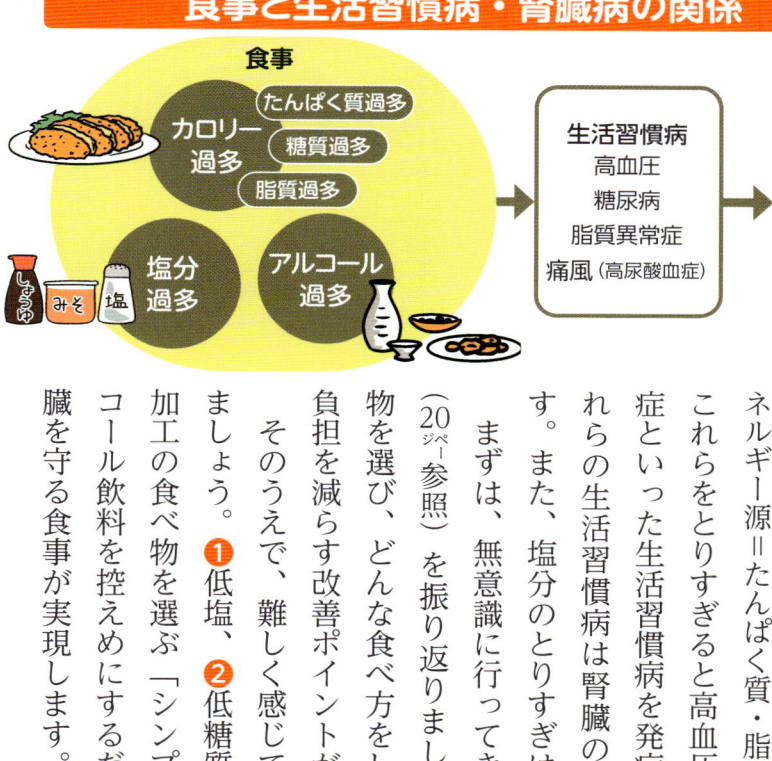

朝食で、昼食で、夕食で、あるいは間食で「何を食べるか？」、私たちは無意識に毎日多くの選択をしている

成人の体重の60％以上は水分で、それ以外はたんぱく質、脂質、ミネラルなどでできています。では、**体の材料はどこから得ているかといえば、食べ物・飲み物以外にはありません。**出生直後の母乳や乳児用ミルクから始まり、離乳食を経て、毎日いろいろな物を食べたり飲んだりしてきた結果として、現在の体ができているのです。

1日3食で、1年間の食事の回数は1000回を超えます。そして、例えば「昼食はお店で牛丼を食べよう」と決めたとして、大盛りにするか、みそ汁をつけるか、サイドメニューは何にするかなど、さらにいろいろな選択肢があります。あまり意識することはありませんが、**私たちは何かを食べるたびに、このような選択をくり返しています。**さらに、食べる物を自分で決めることができるなら、その選択には、習慣や好み、食べ物に関する知識、あるいは予算、周囲の人との関係性なども影響するでしょう。「何を食べるか」という選択は、単純なようで実は複雑なのです。

間違いだらけの「食べ物選び」。選択を誤らないために正しい「食べ物・栄養の知識」を身につける

慢性腎臓(じんぞう)病の原因には遺伝が関係するものや、細菌やウイルスによる炎症が原因のものもありますが、**多くは食べ物の選択が影響している**ことは間違いありません。

なぜなら、腎臓はその役割上、食べ物の影響を受けやすい臓器だからです。食べ物、飲み物は体内で消化・分解され、代謝（利用しやすい形に変えること）されて利用された後は、血液とともに腎臓に送られます。**腎臓はまるでゴミ処理工場のよう**に分別を行い、リサイクルできるものは血液に戻し、ゴミ（尿素やクレアチニンなどの老廃物）を余分な水分とともに尿として排出して処理します。

間違った食べ物選びを続けることは、ゴミ処理工場に、処理能力以上の大量のゴミ（老廃物）や、ゴミ処理用プラント（糸球体＝腎臓の毛細血管および尿細管）の負担を増やすものを、どんどん送り込んでいるのと同じです。誤った食べ物の選択をせず、腎臓を守るためには、**食べ物・栄養の正しい知識を身につけることが重要**です。

カロリー 食べすぎ・飲みすぎは腎臓を傷めるがカロリー不足も心配！まずは適切なカロリーを算出して自己管理

食べすぎや飲みすぎは高血圧やメタボなどの生活習慣病を招くほか、腎臓をフル稼働させて傷め、腎機能を低下させます。したがって、ステージG1のうちから、減塩とともに、カロリー（エネルギー）をとりすぎないよう心がけることが大切です。

ただ、食べる量を減らしすぎてエネルギー不足になると、体内のたんぱく質がエネルギーとして利用されてしまい、筋肉量が減ったり、免疫機能が衰えたりする恐れもあります。さらに、たんぱく質が分解されてエネルギーとして使われると老廃物がたくさん生じるため、腎臓に負担をかけることにもつながります。**カロリーはとりすぎず、減らしすぎず適切な量をとりましょう。**

まずは、自分が1日にどれだけのカロリーをとればいいいか、**「1日に必要なエネルギー摂取量」**を算出して、把握しておきましょう（次ページの図参照）。これを目安に毎日の食事を見直し、適切なカロリーをとるよう自己管理を行います。

1日に必要なエネルギー摂取量の計算方法

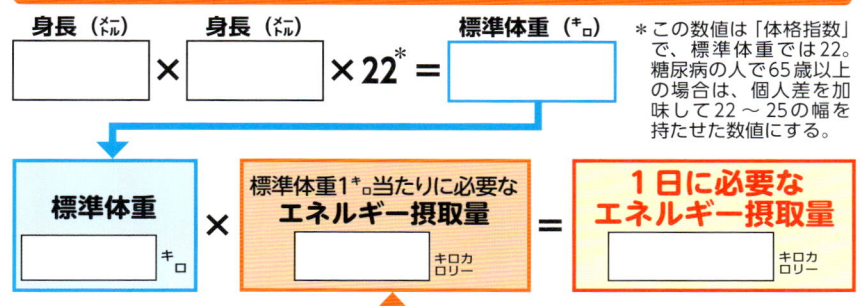

身長（メートル）［　　］×身長（メートル）［　　］×22* ＝標準体重（キロ）［　　］

*この数値は「体格指数」で、標準体重では22。糖尿病の人で65歳以上の場合は、個人差を加味して22～25の幅を持たせた数値にする。

標準体重［　　］キロ × 標準体重1キロ当たりに必要な**エネルギー摂取量**［　　］キロカロリー ＝ **1日に必要なエネルギー摂取量**［　　］キロカロリー

軽い労作	普通の労作	重い労作
デスクワークなど座位中心の人	通勤などの移動や立ち仕事をする人	立ち仕事や力仕事などをする人
25～30キロカロリー	30～35キロカロリー	35キロカロリー以上

【例】身長160センチの人の場合、1.6×1.6×22＝56.32キロが標準体重。軽い労作なら56.32に25～30をかけて、約1408～1690キロカロリーが1日に必要なエネルギー摂取量となる。

エネルギー源になるのはご飯などの炭水化物（糖質）だけではなく、「たんぱく質・脂質・糖質」の3大栄養素があります。この3つのバランスをPFC*1バランスといい、1日の食事全体で、おおよそ**「たんぱく質15％・脂質25％・糖質60％」***2の比率でとるのが目安です。主食を糖質が大半を占めるご飯にしたら、おかずでたんぱく質・脂質を補う必要があるのです。

ただ、糖質とたんぱく質は1グラム当たり約4キロカロリーですが、脂質は1グラム当たり約9キロカロリーもあり、脂質たっぷりのおかずをとれば、あっというまにバランスがくずれ、カロリーオーバーになってしまうので、注意が必要です。また、**ステージG3以降はたんぱく質の制限が加わる**ため、**たんぱく質を減らした分、糖質や脂質でエネルギーを補う必要があります。**

*1 PFC＝たんぱく質：Protein、脂質：Fat、糖質：Carbohydrateの頭文字。
*2「日本人の食事摂取基準2020年版」（厚生労働省）をもとにした平均的な数字。

塩分 高血圧を招き腎臓の血管を痛打する塩分は1日3グラム以上6グラム未満に抑え血圧を上130ミリ下80ミリ未満にキープ

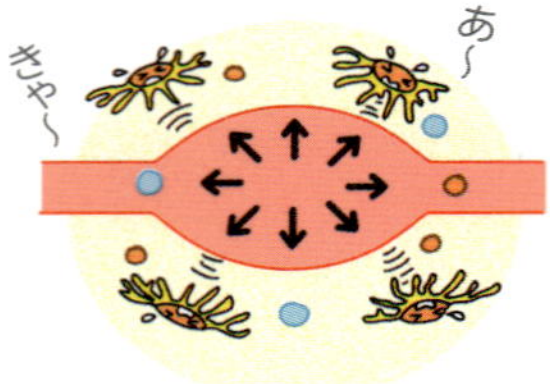

高血圧で腎臓の糸球体からタコ足細胞（フィルターの役割を果たす細胞）がはがれ、腎機能が低下

塩分のとりすぎは腎臓（じんぞう）に悪影響を与えます。その理由は主に、次の3点です。

❶高血圧を招く……食塩の主成分は塩化ナトリウムです。食塩をとりすぎると、血液中のナトリウムの濃度が高くなります。私たちの体には、血液中にナトリウムが増えすぎると薄めてバランスを取ろうとする働きがあり、血管内へ水分をたくさん取り込むため、血液の量が増えます。すると心臓は大量の血液を強い力で押し出さなければならなくなり、血管にかかる圧力が強くなって、血圧が上昇するのです。

診察室血圧*1で140ミリ／90ミリ以上（最高血圧／最低血圧。以下同様に表記）になると治療が必要な高血圧と診断されます。高血圧は腎臓の糸球体でフィルターの役割をするタコ足細胞*2がはがれ、腎機能が低下する原因になるので、慢性腎臓病で糖尿病を合併している場合や、糖尿病でなくてもたんぱく尿が出ている場合は、130ミリ／80ミリ未満にコントロールすることとされています（次ページの表参照）。

＊1 診察室血圧＝病院で測る血圧。家庭で測る血圧は家庭血圧といい、最高血圧・最低血圧それぞれについて、診察室血圧から5ミリを引いた数値となる。
＊2 糸球体上皮細胞。腎臓の糸球体の毛細血管で老廃物をこし取るフィルターの役割を果たす。

慢性腎臓病患者の降圧目標（診察室血圧）

診察室血圧は病院で測る血圧。家庭で測る血圧は家庭血圧といい、最高血圧・最低血圧それぞれについて、診察室血圧から5㍉を引いた数値となる。下表の［　］内は家庭血圧の数値。

糖尿病の合併	たんぱく尿	75歳未満（最高血圧／最低血圧）	75歳以上（最高血圧／最低血圧）
なし	なし	140㍉／90㍉［135㍉／85㍉］未満※1	150㍉／90㍉［145㍉／85㍉］未満※2
なし	あり	130㍉／80㍉［125㍉／75㍉］未満	
あり		130㍉／80㍉［125㍉／75㍉］未満	

『CKD診療ガイドライン2023』（日本腎臓学会）を参考に作成。

※1 ステージG3～G5では、診察室血圧130㍉／80㍉未満への降圧は、益と害のバランスを考慮して個別に判断する。
※2 脳、心臓、腎臓などの虚血症状（臓器に血液が行き渡らず酸素不足になる症状）、AKI（急性腎障害）、電解質異常（高・低ナトリウム血症、高・低カリウム血症など）、立ちくらみ・めまいなどがなく、耐えられると判断されれば、140㍉／90㍉未満にコントロールする。
＊いずれの場合も、低血圧やめまいなどに注意して適切な降圧コントロールを行う。

②動脈硬化を招く……高血圧が長く続くと、血管壁は常に強い圧力を受けつづけて傷つき、しだいに厚く硬くなり、古いゴムホースのように弾力性を失ってしまいます。これが動脈で起こるのが動脈硬化です。動脈硬化は**心血管病（心筋梗塞や脳卒中など）の引き金**になるほか、腎臓の糸球体の細い血管で起これば腎機能が低下し、**腎硬化症**＊3を招いて**末期腎不全**に至る可能性もあります。

③腎臓の負担を増やす……過剰な塩分をとると、血液中のナトリウムを排出しようと腎臓がフル稼働しますが、腎機能が低下していると塩分とともに**尿たんぱくの排出も増えてしまいます**。分子サイズの大きいたんぱく質は、排出のさいに腎臓の組織に悪影響を与え、さらに腎機能を低下させます。

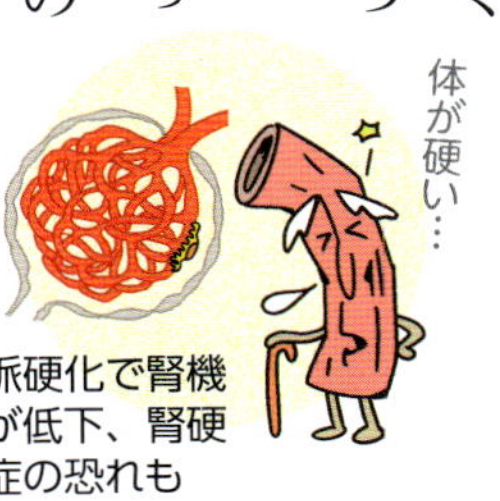

動脈硬化で腎機能が低下、腎硬化症の恐れも

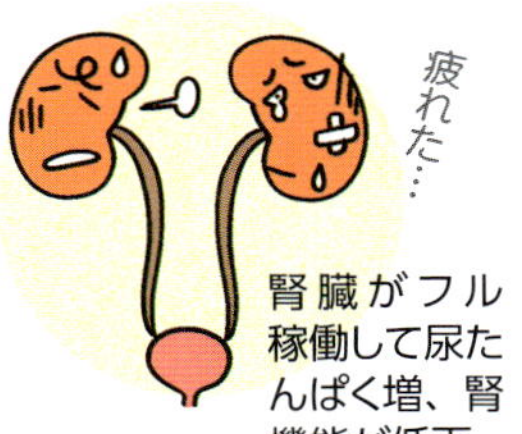

腎臓がフル稼働して尿たんぱく増、腎機能が低下

＊3 腎硬化症＝高血圧による動脈硬化から起こる腎機能の低下。人工透析導入に至る末期腎不全のもとになった病気のうち、糖尿病性腎症（糖尿病性腎臓病）、慢性糸球体腎炎に次いで第3位となっている（日本透析医学会「わが国の慢性透析療法の現況」2022年12月31日現在）。

糖質 食後血糖値の急上昇も過剰な糖から生じる老化促進物質AGEも腎臓を傷めヘモグロビンA1cを6・0％未満に保つ

糖質のとりすぎに注意する必要があるのは、高血糖（血液中のブドウ糖が過剰になること）をさけるためです。高血糖が続くと活性酸素[*1]が大量発生して血管の細胞を傷つけます。くり返し傷ついた血管壁は厚く硬くなり、動脈硬化を起こします。腎臓の細い血管で動脈硬化が起これば腎機能低下の原因となり、**腎硬化症**（39ページ参照）を招く恐れもあります。特に**「食後高血糖[*2]（血糖値スパイク）」**は要注意で、大量の活性酸素を発生させるほか、血糖値を下げようとしてインスリンの分泌をくり返すうちにすい臓が疲れてしまい、インスリンの分泌が悪くなって、糖尿病につながります。

もう一つ、糖質のとりすぎは、体内で**「AGE（終末糖化産物）」**を増やす原因になります。糖質が過剰になると、たんぱく質や脂質と結びついて変質をくり返します。これを「糖化」といい、最終的にはAGEという物質になります。AGEは人体にとって毒（老化促進物質）で、全身で炎症を起こします。炎症が腎臓で起これば、糸球

＊1 酸素の一部が体内で変化して活性化したもので、過剰になると細胞を傷つける。
＊2 食後血糖値の急上昇・急下降をいう。

血糖コントロールの目標

（表内の値はいずれもヘモグロビンA1c）

65歳未満の成人			**6.0%未満**	
65歳以上（認知機能正常・ADL*自立）	重症の低血糖が危惧される薬の使用	なし	**7.0%未満**	
		あり	65～74歳 **7.5%未満** 下限6.5%	75歳以上 **8.0%未満** 下限7.0%

「糖尿病診療ガイドライン2024」（日本糖尿病学会）より作成

＊Activities of Daily Living＝日常生活に最低限必要な動作（起居動作・移乗・移動・食事・更衣・排泄・入浴・整容）をいう。

体の毛細血管に小さな穴があき、血液中のたんぱく質が漏れ出て、**「糖尿病性腎症（糖尿病性腎臓病）」**を発症する危険性が高くなります。**糖尿病性腎症は慢性腎不全から人工透析導入になる最大の原因**で、ほかの原因で透析を始めた人よりも、5年後の生存率が低いとされています。

糖尿病の指標には主に**血糖値**[*3]と**ヘモグロビンA1c**があり、診断の確定には両方の検査が必要ですが、ヘモグロビンA1cが6・0%以上であれば糖尿病の予備群と考えられます。65歳未満の人は6・0%未満（65歳以上は7・0%未満）が目標です。

食後高血糖を防ぐには**❶糖質の多い食べ物（ご飯や麺類など）ばかり食べない、❷糖質の多い食品に、糖質の吸収を遅らせる食べ物（食物繊維の多い野菜やキノコ、海藻など）を組み合わせて、そちらを先に食べる**、といった対策が有効です。また、**AGEは高温調理（揚げ物・炒め物・焼き物など）をすると爆発的に増えます。**糖質の多い食べ物を控えるのと同時に、**ゆで蒸し料理や煮物を選ぶ**ようにしましょう。

＊3 血糖値は検査した時点での血液中のブドウ糖濃度を表す。ヘモグロビンA1c（HbA1c）は過去1～2ヵ月の血糖値の状態が反映されるので、最近はHbA1cの値が重視されるようになっている。

脂質 脂質異常も動脈硬化を進めて腎臓を傷める重大原因で、中性脂肪値150ミリグラム未満、HDL値40ミリグラム以上を維持

血液中には、**中性脂肪**、**LDL（悪玉）コレステロール**、**HDL（善玉）コレステロール**といった脂質が含まれています。**脂質異常症**はこれらの脂質の量が基準値から外れた状態を指します。

総コレステロール（血液中のすべてのコレステロールの総量）が多いほど腎機能障害のリスクが高まるという報告もあり、腎機能の低下を食い止めるためには、脂質異常症も無視できません。

血液中に脂質が過剰になると動脈硬化が起こり、血流が滞ってつまったり、柔軟性が失われた血管が破れたりして、心血管病（心筋梗塞や脳卒中など）になる恐れが高まります。目の奥の網膜で動脈硬化が起これば網膜症による視力低下、下肢の動脈で起これば末梢動脈疾患から足の壊疽や間欠性跛行も生じます。腎臓の血管で起これば腎機能が低下し、**腎硬化症**（39ページ参照）となる危険性があります。

腎機能を守るためには、**中性脂肪やLDLコレステロールを減らし、HDLコレステロールを増やす**ようコントロールすることが必要です。**中性脂肪値は150ミリグラム未満、LDLコレステロール値は120ミリグラム未満（可能なら100ミリグラム未満）、HDLコレステロール値は40ミリグラム以上が目標**です。

中性脂肪を減らすには、糖質や脂質が多い食べ物（ご飯やパン、麺類、お菓子、甘い飲み物、肉の脂身、揚げ物、バターなど）をとりすぎないことです。

LDLコレステロール値を下げるには、次のような点を心がけましょう。

❶**コレステロールが多く高カロリーな食べ物をとりすぎない**……肉の脂身、レバー、魚卵、卵黄・バターやそれらを使った菓子類など。

❷**LDLコレステロールを増やす飽和脂肪酸を控える**……常温で固まる脂（肉の脂身、バター、ラードなど）に多く、菓子パンや洋菓子にも使われている。

❸**食物繊維をたっぷりとる**……腸でLDLコレステロールを吸着・排出する働きがある。野菜、キノコ、海藻などに豊富に含まれる。

❹**オメガ3脂肪酸を含む油**（***EPA、DHA、α-リノレン酸**）**をとる**……LDLコレステロールを上げず、中性脂肪を減らす働きがある。EPA、DHAは青魚に、α-リノレン酸はアマニ油・エゴマ油などに多く含まれる。

＊EPA＝エイコサペンタエン酸。DHA＝ドコサヘキサエン酸。

リン 加工食品に多く血管を石灰化すると今問題視されるリンは「うっかり過剰摂取」が多く血中濃度の上昇に注意

リンはカルシウムとともに骨の主要な成分になったり、神経や筋肉が正常に働くよう保ったりする作用を持つ重要なミネラルです。しかし、腎臓（じんぞう）の食事療法では、リンのとりすぎに注意が必要です。腎機能が低下するとリンを十分に排出できなくなるため、血液中にリンが過剰になる**「高リン血症」**になれば、体にさまざまな悪影響を及ぼすからです。

体内で過剰になったリンはカルシウムと結びつくため、骨からカルシウムが流出して**骨粗鬆症（こつそしょうしょう）**（骨がもろくなる病気）を招きやすくなります。また、リンとカルシウムが結合してできたリン酸カルシウムの結晶が血管の内壁に沈着すると、**血管が柔軟性・弾力性を失い**（石灰化）、**動脈硬化が急速に進みます。**動脈硬化は心血管病（心筋梗塞（こうそく）や脳卒中など）の原因になるほか、腎臓の毛細血管を傷め、さらなる腎機能の低下にもつながります。

無機リンを含む加工食品の見分け方

- 加工食品は原材料名が書かれたラベルを必ず確認する。
- 原材料名に「リン○○」と書かれている食品はさける。
- 「リン」と表示されていなくても「pH調整剤」「かんすい」「結着剤」「酸味料」「膨張剤」「乳化剤」などと表示されていれば、無機リン（リン酸塩）を含んでいることがある（複数の添加物が同じ目的で使われている場合は、一括名で表示することが認められているため）。

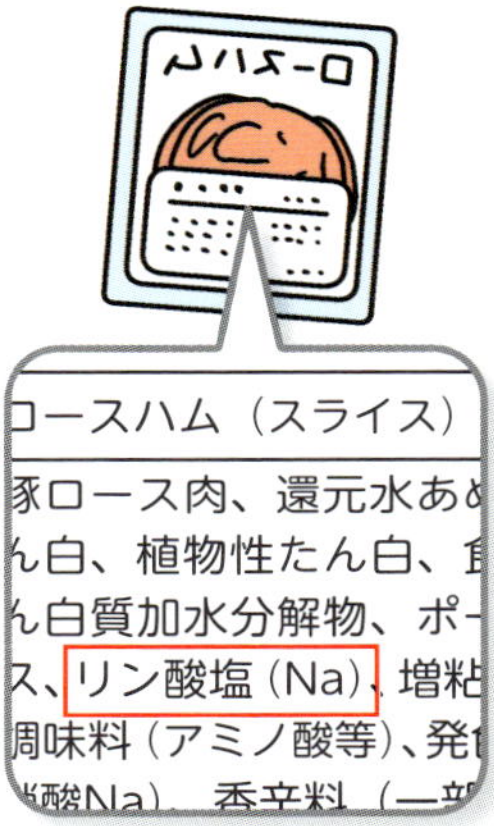

リンは、ステージG5で高リン血症がある場合に、医師の指示により摂取を制限しますが、**G1~G4の人も、早いうちからリンの過剰摂取には注意を払うべき**です。リンはたんぱく質の多い食材（肉、魚、卵、乳製品など）に多く含まれ、不足することはまずありません。むしろ**「うっかり過剰摂取」に注意が必要**です。

過剰摂取につながりやすいのは、**加工食品**です。**ハムやベーコン、ソーセージ、かまぼこ、プロセスチーズ、インスタント食品、スナック菓子などの加工食品に含まれる食品添加物の無機リン（リン酸塩）**は、肉や魚など天然の食材に含まれる有機リンよりも吸収されやすいのです。しかもリンは無味無臭なので、意識していないと、天然の食材に含まれるリンと合わせて、うっかり過剰摂取につながってしまいます。加工食品を選ぶさいは原材料名が書かれたラベルを見て、リン酸塩が含まれているものはなるべくさけましょう。**食材を水にさらしたり、ゆでこぼしたり（ゆでてゆで汁を捨てる）する調理法でリンを減らすこともできます**。

たんぱく質
体をつくる最重要栄養だが過剰になれば有害な老廃物が増え腎臓を傷めるため、過不足なくとるのが大事

慢性腎臓（じんぞう）病のステージG2までは、たんぱく質については、とりすぎないよう注意すればほとんど通常と同じ食事ができますが、G3以降は制限が始まります。

食べ物から取り入れたたんぱく質は消化・分解され、筋肉、内臓や血管、骨といった体の組織となったり、ホルモン、酵素など、私たちが生きるために欠かせないものとなったりして利用されます。利用された後には、**クレアチニン**や**尿素**などの老廃物ができ、腎臓から排出されます。腎機能が低下していると、これらの老廃物を排出するために腎臓に負担がかかり、腎機能がさらに低下する原因になります。そのため、ステージG3以降は、たんぱく質の制限が必要になるのです。

G3aは標準体重*1キロ当たり0・8～1・0グラム、G3bでは同0・6～0・8グラムの制限です。仮に身長160センチの人がステージG3aなら、1日に摂取できるたんぱく質量は約45～56グラム、ステージG3b以降なら約34～45グラムです（次ページの表参照）。

＊標準体重＝身長（メートル）×身長（メートル）×22（標準体重の体格指数）で求める。
【例】身長160センチの場合の標準体重＝1.6×1.6×22≒56キロ

1日当たりのたんぱく質量の求め方

標準体重＝身長［メートル］×身長［メートル］×22（標準体重の体格指数）
【例】身長160センチの場合、標準体重は約56キロ

ステージG3aの1日当たりのたんぱく質量	＝	（体重1キロ当たり摂取量）0.8〜1.0グラム	×	標準体重

0.8〜1.0グラム×56キロ≒**45〜56グラム**

ステージG3bの1日当たりのたんぱく質量	＝	（体重1キロ当たり摂取量）0.6〜0.8グラム	×	標準体重

0.6〜0.8グラム×56キロ≒**34〜45グラム**

例えばマグロの赤身の刺身1人前に含まれるたんぱく質量は約22グラムなので、1日45グラム程度のたんぱく質制限はかなり厳しいと感じるはずです。家族と同じ物が食べられなくなったり、好きなおかずを我慢するのがつらかったりして制限を守れず、つい食べすぎてしまうかもしれません。かといって**逆に減らしすぎると、特に高齢者などでは、カロリー不足で筋肉がやせてしまうことも少なくありません。たんぱく質はとりすぎも減らしすぎもせず、適切な量をとることが大切**です。

そこで、医師や管理栄養士と相談して、**慢性腎臓病用にたんぱく質の含有量を減らした「治療用特殊食品」を利用するのもいい**でしょう。通常の同種の食品と比べてたんぱく質の量は30%以下（カロリーは同程度またはそれ以上、ナトリウムやカリウムは同種の食品より多くない量）に調整されています。例えば、普通の白飯茶碗（ちゃわん）1杯に含まれるたんぱく質は約3・8〜4・5グラムですが、最近は、1食当たり0・13グラムにまで抑えたものもあります。治療用特殊食品のご飯を利用すれば家族と同じ肉や魚のおかずを食べられ、たんぱく質のとりすぎも減らしすぎも防ぎやすくなります。

カリウム 塩分を出すカリウムは ステージG3b以降は 不整脈・突然死も招く高カリウム血症に警戒

野菜や**イモ類**、**果物**、**豚肉**などに多く含まれるカリウムには、余分なナトリウムが排出されるのを促す働きがあり、血圧を下げたりむくみを軽減するためにぜひとりたいミネラルです。ところが腎(じん)機能が低下すると、腎臓がナトリウムやカリウムなどの電解質を調整する働きが鈍りはじめ、血液中のカリウムが十分に排出できず、**高カリウム血症**になる危険性が高まります。**ステージG3b以降で高カリウム血症があるとカリウムが制限**されます（**G3bで1日2000mg(ミリグラム)、G4以降は同1500mg(ミリグラム)以下**）。

高カリウム血症は不整脈や心停止による突然死も招くので警戒が必要ですが、野菜などの食品にはカリウム以外にもビタミンや食物繊維など、大切な栄養素が含まれています。単にこれらの食品の量を減らすだけでなく、カリウムを調理で減らす工夫をして食べるといいでしょう。水にさらしたり、ゆでこぼしたり（ゆでてゆで汁を捨てる）すると、カリウムを減らす*ことができます。

＊ 減らせる量は食材によって異なる。【例】ゆでた後のカリウム減少率＝コマツナ約72%、ブロッコリー約54%、キャベツ約52%、ゴボウ約35%、ホウレンソウ約29%、ジャガイモ約17%、ダイコン約9%、豚ロース約42%、ささみ約13%。（文部科学省「食品成分データベース」をもとに計算）

第3章

買い物かご・冷蔵庫を変える!

朝食・昼食・夕食、そして間食ではいったい何を食べればいいのか?「食べ物選びの基本」を教えます

腎臓を傷める食べ物と守る食べ物がわかったら実践あるのみ!

買い物かごや冷蔵庫の中身を変えていくこと、具体的には、腎臓を傷める食べ物を減らし、腎臓を守る食べ物を増やしていくことが重要です。

では、毎日の食事でいったい何を選べばいいのか?

朝食・昼食・夕食・間食に分けてその秘訣を説明します。

朝食
は何を選ぶ？

卵ご飯＋ラー油、ゆで卵＋キウイ、ヨーグルト＋リンゴなどたんぱく質を補う
低塩・無塩朝食で塩分量を昼食・夕食に回す

1日のスタートを切る朝食は、低塩・無塩で始めるのがいいでしょう。**1日の塩分を6gに抑える場合、均等に3食に振り分けると、1食当たり2g**です。朝食が無塩なら、昼食と夕食に3gずつ振り分けられます。なぜ朝食かというと、外食する機会が多い昼食や品数が多くなる夕食に比べ、**朝食は無塩の献立にしやすい**からです。

ただし、**「朝食抜きで無塩」はいけません**。朝食をとらずに血糖値が低い状態が続くと血糖値を上げるホルモン*が分泌され、次に食事をしたときにいつも以上に血糖値が上がりやすくなり、食後高血糖（40ページ参照）を招いて腎臓を傷めます。また、空腹が続くと筋肉のたんぱく質がエネルギーとして使われてしまうため筋肉が減るだけでなく、たんぱく質が分解された後の老廃物が増え、腎臓に負担をかけてしまいます。

無塩の朝食の献立は、**たんぱく質を中心に考える**のがいいでしょう。たんぱく質は一度にまとめて食べても、利用しきれない分は分解された後に排出されてしまうの

＊血糖値を上げるホルモンにはグルカゴン、アドレナリン、コルチゾールなど多数ある。これに対し、血糖値を下げるホルモンはインスリンしかない。

無塩・低塩朝食の例*

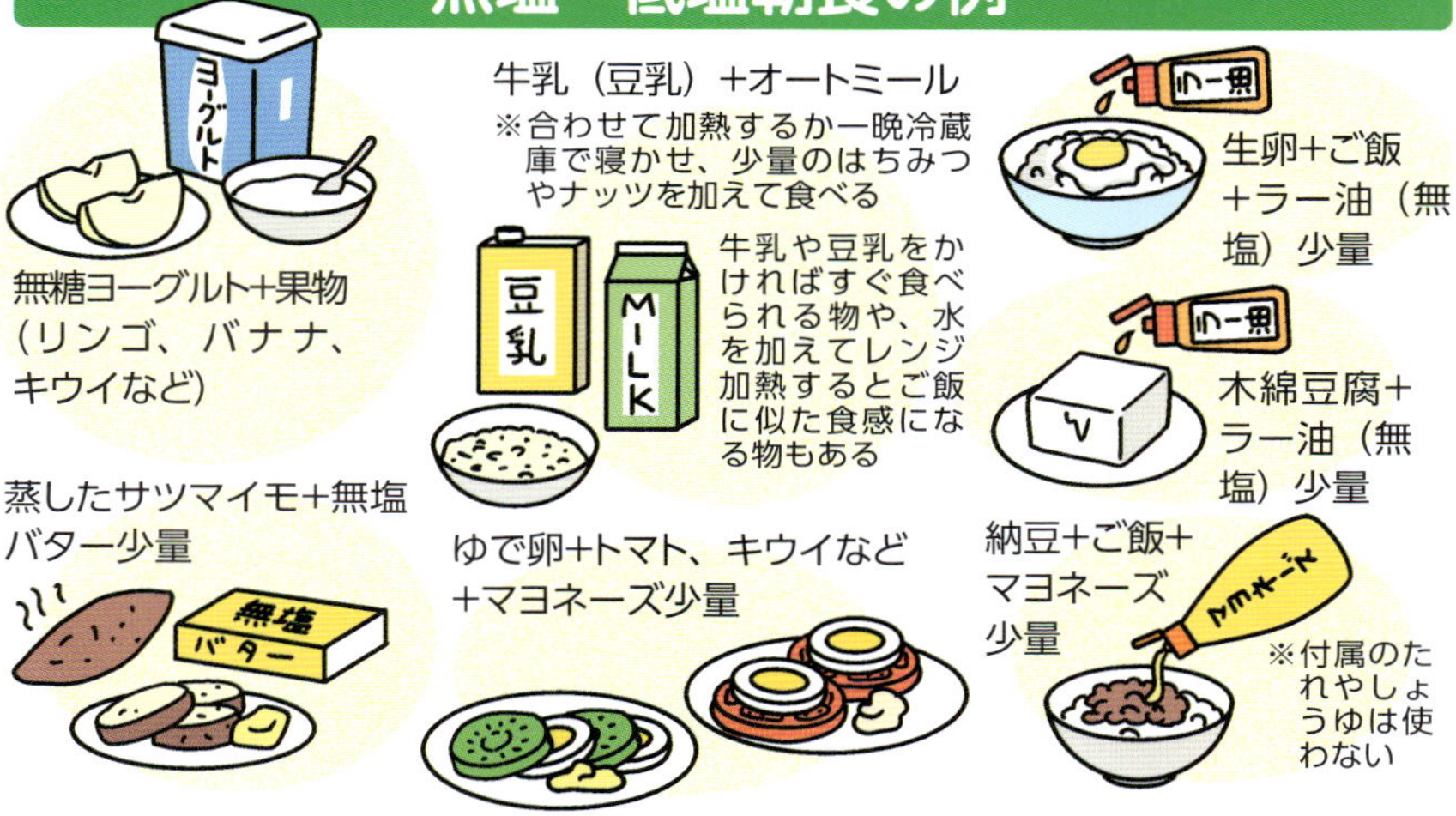

ヨーグルト
無糖ヨーグルト+果物（リンゴ、バナナ、キウイなど）
牛乳（豆乳）+オートミール
※合わせて加熱するか一晩冷蔵庫で寝かせ、少量のはちみつやナッツを加えて食べる
豆乳
MILK
牛乳や豆乳をかければすぐ食べられる物や、水を加えてレンジ加熱するとご飯に似た食感になる物もある
ラー油
生卵+ご飯+ラー油（無塩）少量
木綿豆腐+ラー油（無塩）少量
蒸したサツマイモ+無塩バター少量
無塩バター
ゆで卵+トマト、キウイなど+マヨネーズ少量
納豆+ご飯+マヨネーズ少量
マヨネーズ
※付属のたれやしょうゆは使わない

で、**なるべく3食均等にとるほうがいい**とされているからです。

忙しい朝にも手軽にとれるたんぱく質が豊富な食品には、**ヨーグルト**、**卵**、**牛乳**、**豆乳**、**豆腐**、**納豆**などがあります。例えばヨーグルトや牛乳（豆乳）とリンゴやバナナ、キウイなどの果物の組み合わせはほぼ無塩で、食物繊維やカルシウムもとれます。このほかにも、ゆで卵と果物を一緒に食べたり、ご飯派の人は、しょうゆの代わりに無塩のラー油を使った卵かけご飯なども考えられます。

ただし、果物は果糖（56ページ）が多いので、とりすぎには注意しましょう。また、ステージG3a以降でたんぱく質制限が必要な人はたんぱく質の量に注意が必要なほか、G3b以降でカリウム制限が必要な人は果物やイモ類の摂取にも注意しないといけないので、主治医や栄養士の指導に従うようにしましょう。

＊ 調整豆乳（飲みやすくするため砂糖や食塩などを加えた豆乳）、牛乳、無糖ヨーグルト、生卵、ゆで卵には100グラム当たり0.1～0.4グラム程度の塩分が含まれる。マヨネーズ大さじ1/2杯（7グラム）の塩分は約0.14グラム。例にあげたそのほかの食品や無調整の豆乳は塩分0グラム。（文部科学省「食品成分データベース」をもとに計算）

昼食
は何を選ぶ？

外食が多い昼食は麺類・丼物・パンの単品献立はさける！ 栄養バランスがいい低塩の和定食で漬け物・汁物の量は自分で調整

自宅以外で昼食をとる場合、栄養バランスを考えた弁当を持っていければ理想的ですが、お店でラーメンや、牛丼などの丼物（どんぶり）を食べたり、ファストフード店やコンビニで買ってきた物を食べたりする人も多いでしょう。

これらは手軽に食べられて便利ですが、気をつけなければいけないのは栄養の偏りです。例えば麺（めん）類や丼物、カレーなどの中には、1人前で1日当たりの塩分量6グラムを超える物や、糖質や脂質が多く高カロリーなものがある一方で、たんぱく質や食物繊維、ビタミンなどが不足することが少なくありません。さらに、**単品で完結する献立は、栄養バランスの調節をしにくい**ところが難点です。

外食する場合は、なるべく単品の献立をさけ、**低塩の和定食**を選びましょう。**主食のご飯とみそ汁に、たんぱく質中心の主菜と、副菜2品程度がセットになった一汁三菜の和定食**なら、単品の丼物などと違い、**自分で各品の量を加減しやすい**からです。

昼食の和定食の選び方、食べ方

塩分対策	・ご飯は塩分ゼロの白飯、選べれば玄米や雑穀米にする ・主菜の塩分が多ければ、漬物や佃煮、みそ汁は残す ・味つけを調整できる料理は、調味料を加減する ・副菜は薄味で野菜・キノコ・海藻類をたっぷり使った物を選ぶ
カロリー対策	・ご飯を減らすか残す ・肉よりも比較的脂質が少ない魚を選ぶ ・揚げ物、炒め物よりもゆで、蒸し、焼きなどの調理法を選ぶ
食後高血糖対策	・三角食べ（ご飯・おかず・汁物を一口ずつ均等に食べ進める食べ方）をやめ、野菜・キノコ・海藻類のおかずを先に、次にそのほかのおかず、最後に主食のご飯を食べる

とれる**食材の種類が多く、必要な栄養素がそろいやすい**というメリットもあります。

定食のご飯は、炊き込みご飯など味つきのご飯はさけ、選べれば白飯や玄米や雑穀米にすること。**主菜は肉よりも比較的脂質が少ない魚**（できればオメガ3脂肪酸*を多く含む青魚）を選び、カロリーの高い揚げ物はさけ、塩焼きなどで塩分が多そうなら、**漬物や佃煮（つくだに）、みそ汁は残しましょう**。刺身やサラダなど自分で味つけを調整できるものは、調味料の量で塩分を調整します。副菜が選べるならなるべく**薄味で野菜・キノコ・海藻類をたっぷり使った物**にしましょう。全体のカロリーが多いと思ったら、ご飯を少し減らすか、残します。

定食なら、各品を食べる順番も変えられます。**最初に、食物繊維が豊富な野菜・キノコ・海藻類のおかずを食べてしまいましょう。その後にほかのおかずを食べ最後に主食のご飯を食べると**、ご飯を食べすぎずにすむだけでなく、糖質の吸収を遅らせて、食後高血糖（40ジペー参照）を抑えることができます。

＊オメガ３脂肪酸を含む油にはLDL（悪玉）コレステロールを増やさず、中性脂肪を減らす働きがある。青魚にはオメガ３脂肪酸の一種であるDHAやEPAが多く含まれる。

夕食は何を選ぶ？

1日の食事の総決算で、朝食や昼食でとりすぎたカロリー・塩分・糖質・脂質・たんぱく質の量を加減し食べすぎ・飲みすぎに注意

夕食を食べる前に、「1日の食事の総決算」として、今日1日の食事を振り返る習慣をつけましょう。無意識に飲んだジュース、なんとなくつまんだお菓子など、今日食べた物、飲んだ物は、意外と全部思い出すのは難しいかもしれません。このとき、食事の記録が役に立ちます（22ページ「シンプルな基本の食べ方12ヵ条」の⑪参照）。記録を見て、朝食・昼食・間食でとりすぎたカロリー・塩分・糖質・たんぱく質の量について、表に示したチェックポイントに従って、**食事内容を自分で評価**してみましょう。その結果**「今日は塩分をとりすぎた」「カロリーが多すぎた」と思ったら、夕食で調整すればいい**のです。

夕食を自宅でとるか、自分で調理するか、外食にするかなどによっても異なりますが、基本は**「とりすぎた栄養を控える」「足りない栄養を補う」**ことです。

ただ、せっかくの夕食が**我慢するだけのものになってしまっては、食事療法は続き**

夕食前の「日中の食事チェックポイント」

- □ 主菜の味つけは濃かったか
- □ 主菜のカロリーは高かったか
- □ みそ汁やスープなどの汁物を食べたか
- □ 食肉加工食品、魚肉加工食品を食べたか
- □ 野菜・キノコ・海藻をたっぷり食べたか
- □ 漬物や佃煮などの味の濃い食品を食べたか
- □ しょうゆ、ソース、ドレッシングなどの調味料をどれくらい使ったか
- □ 間食で塩分・糖分・脂質をとりすぎていないか

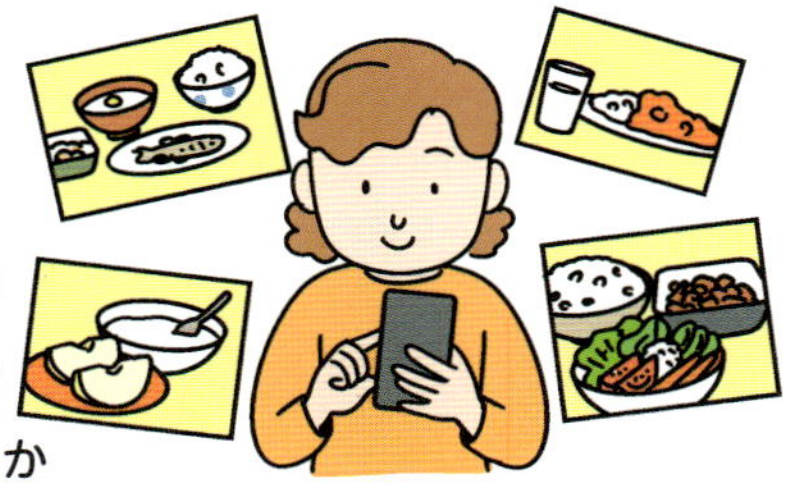

ません。調整のコツは、メリハリをつけることです。例えばその日の朝食・昼食で塩分をとりすぎたら、夕食のメインのおかずは通常の味つけのままでも、副菜を薄味にしたり、みそ汁をやめたりすれば、無理なく調整することができます。日中にカロリーをとりすぎた場合は、夕食でご飯を控えるなどして調整しましょう。このような対策は、52ページの昼食を食べるときの塩分やカロリーへの対策と、基本的には同じです。食後高血糖対策として、野菜・キノコ・海藻類のおかずを先に食べ、主食のご飯を最後に食べるのも同様です。

また、**夕食は朝食・昼食で不足していた栄養を補うチャンス**でもあります。例えば食物繊維が足りなかったら、夕食で野菜・キノコ・海藻を使った食べ物を多めにとるようにします。たんぱく質の過不足も、夕食で調整しましょう。

1日の終わりに家族や友人と食卓を囲むのは楽しいものです。そのため、夕食ではついつい食べすぎ・飲みすぎになることも多いので、その点には注意しましょう。

間食
は何を選ぶ？

甘いお菓子、ジュース、栄養ドリンク、せんべいも血糖値の急上昇を招くため、週1～2回にとどめる

間食で甘いお菓子やジュースのほか、栄養ドリンクなどをとるときは、**糖質のとりすぎ**に注意しましょう。甘くないせんべい類も材料は米で、糖質の多い食べ物です。特に、甘いお菓子、ジュースや栄養ドリンクなどの飲料に含まれる果糖[*1]やブドウ糖、紅茶などに入る砂糖は吸収が速く、**食後高血糖**（40ページ参照）を招きやすいので注意が必要です。これらはなるべくさけるべきですが、おやつで気分転換をしたいこともあるでしょう。そんなときも、**せめて週1～2回にとどめましょう**。

果物には、腎臓（じんぞう）を傷める活性酸素を抑える働きがある抗酸化成分のポリフェノール（9ページ参照。リンゴやブドウの皮に多い）が含まれますが、果糖も多いのが難点です。[*2]**生の果物を1日にとる場合の量の目安は「握りこぶし1つ分」**と覚えて、とりすぎには注意しましょう。**リンゴなら2分の1個、バナナなら1本程度**です。

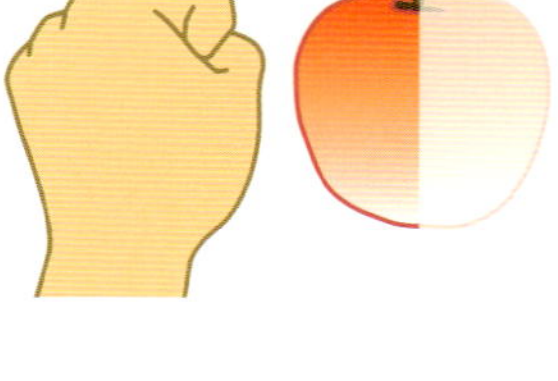

＊1　加工食品の場合は、原材料に「果糖ブドウ糖液糖」などと表示されていることが多い。
＊2　果物はカリウムの含有量が比較的多いので、ステージG3b以上で高カリウム血症があり、カリウム制限をしている人は、主治医や栄養士の指導に従うこと。

第4章

主食は何を選ぶ？

糖質はとりすぎるたび血糖値が急上昇して腎臓が傷むため、主食を減らして魚菜のおかずを増やすのが重要

大盛り・ドカ食いは食後血糖値の急上昇を招き危険であり、**ご飯を半減**して**木綿豆腐・蒸し大豆・ゆで卵への置き換え**がらく

日本で主食とされる食べ物には主に、ご飯・パン・麺類があります。いずれも米や小麦などの穀物が主原料で糖質が多く、大盛り・ドカ食いをすると血糖値を急激に上昇させる恐れがあります。このような**「食後高血糖（血糖値スパイク）」**（40ページ参照）は糖尿病を招くほか、血糖値の乱高下が続くことで活性酸素が大量につくられ、過剰になれば血管壁や細胞を傷つけて腎臓を傷める恐れもあります。

さらに、糖質をとりすぎると**「AGE（終末糖化産物）」**（40ページ参照）を増やす原因になり、**「糖尿病性腎症（糖尿病性腎臓病＝DKD）」**を発症するリスクも高まります。

エネルギー源となる栄養素には「たんぱく質・脂質・糖質」の3つがあり、「日本人の食事摂取基準」*では1日の食事全体でおよそ「たんぱく質15％・脂質25％・糖質60％」の比率でとるのが目安とされています。ところが現実は、必要なカロリーのほとんどを糖質と脂質、あるいは、おにぎりだけ、うどんだけというように、主に糖質

＊「日本人の食事摂取基準2020年版」（厚生労働省）をもとにした平均的な数字。

ご飯を半減・置き換えで糖質減＊

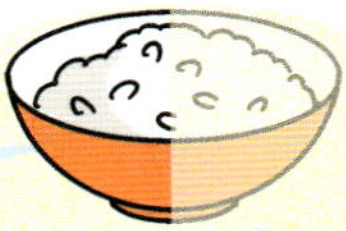

●白飯

	1杯(150グラム)	→	1/2杯(75グラム)
糖質	54グラム	→	27グラム
たんぱく質	3.8グラム	→	1.9グラム
塩分	0グラム	→	0グラム
カリウム	43.5ミリグラム	→	21.8ミリグラム
エネルギー	234キロカロリー	→	117キロカロリー

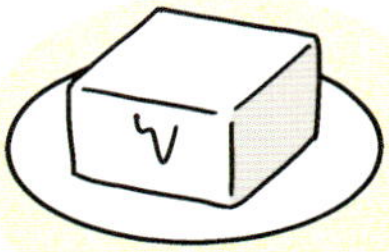

●木綿豆腐（半丁150グラム）

糖質	0.34グラム
たんぱく質	10.5グラム
塩分	0グラム
カリウム	165ミリグラム
エネルギー	109.5キロカロリー

●ゆで卵（1個50グラム）

糖質	0.15グラム
たんぱく質	6.25グラム
塩分	0.15グラム
カリウム	65ミリグラム
エネルギー	67キロカロリー

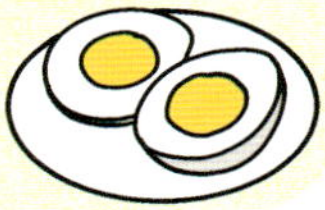

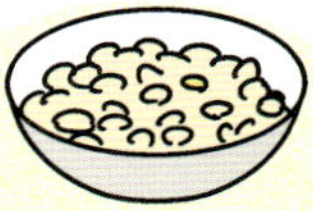

●蒸し大豆（100グラム）

糖質	7.85グラム
たんぱく質	16.6グラム
塩分	0.6グラム
カリウム	810ミリグラム
エネルギー	186キロカロリー

だけでとっている人が多いのではないでしょうか。

糖質をとりすぎてしまうのは、和食は主食のご飯を中心とした献立が一般的であることや、糖質の多いおにぎりやパン、ラーメン、うどんなどの麺類が、コンビニやスーパー、飲食店などで利用しやすい形で提供されているせいもあるでしょう。しかし、ちょっとした工夫で糖質の量を減らすことは可能です。**主食のご飯を半分に減らし、木綿豆腐や蒸し大豆、ゆで卵など、糖質が少なくたんぱく質が豊富な食べ物に置き換えてみましょう。**いずれも脂質・塩分も少なく、たんぱく質が豊富で、クセもないため、ご飯の代替にぴったりです。

ただし、ステージG3a以降でたんぱく質制限が必要な場合は、たんぱく質の量に注意しましょう。また、蒸し大豆はカリウムが多めなので、G3b以降でカリウム制限が必要な人は、主治医や栄養士に相談しながら利用するといいでしょう。

＊糖質の値は文部科学省「食品成分データベース」をもとに計算。

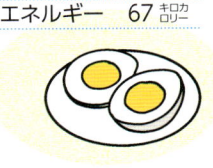

主食は納豆・オクラ・モズクなど水溶性食物繊維や、糖の吸収を抑える酢・緑茶ととるなど血糖コントロールの新工夫

食後血糖値のコントロール方法として、**「主食とともに、糖質の吸収を遅らせたり抑えたりする食べ物を一緒にとる」**というやり方もあります。

食物繊維には水に溶けやすい水溶性と、水に溶けにくい不溶性があります。このうち水溶性食物繊維を主食と一緒に食べることで、糖質の吸収を物理的に遅らせることができます。水溶性食物繊維には納豆やオクラ、モズクなどのように、水分となじむとヌルヌル、ネバネバした粘りけが出る物が多いですが、この粘りけの働きで、食べ物が胃腸をゆっくりと移動するため、糖質の吸収が遅くなるのです。ただ、不溶性食物繊維に比べて、水溶性食物繊維は効率よくとれる食べ物が限られます。そこで、米に**大麦（もち麦）**を混ぜたものを主食にして、**オクラ**や**納豆**をおかずにするなど、水溶性食物繊維の多い食べ物を少しずつ組み合わせて食べるようにしましょう。

また、水溶性だけでなく不溶性も含め、食物繊維が小腸を刺激すると、ホルモンの*

水溶性食物繊維がとれる主な食品の例

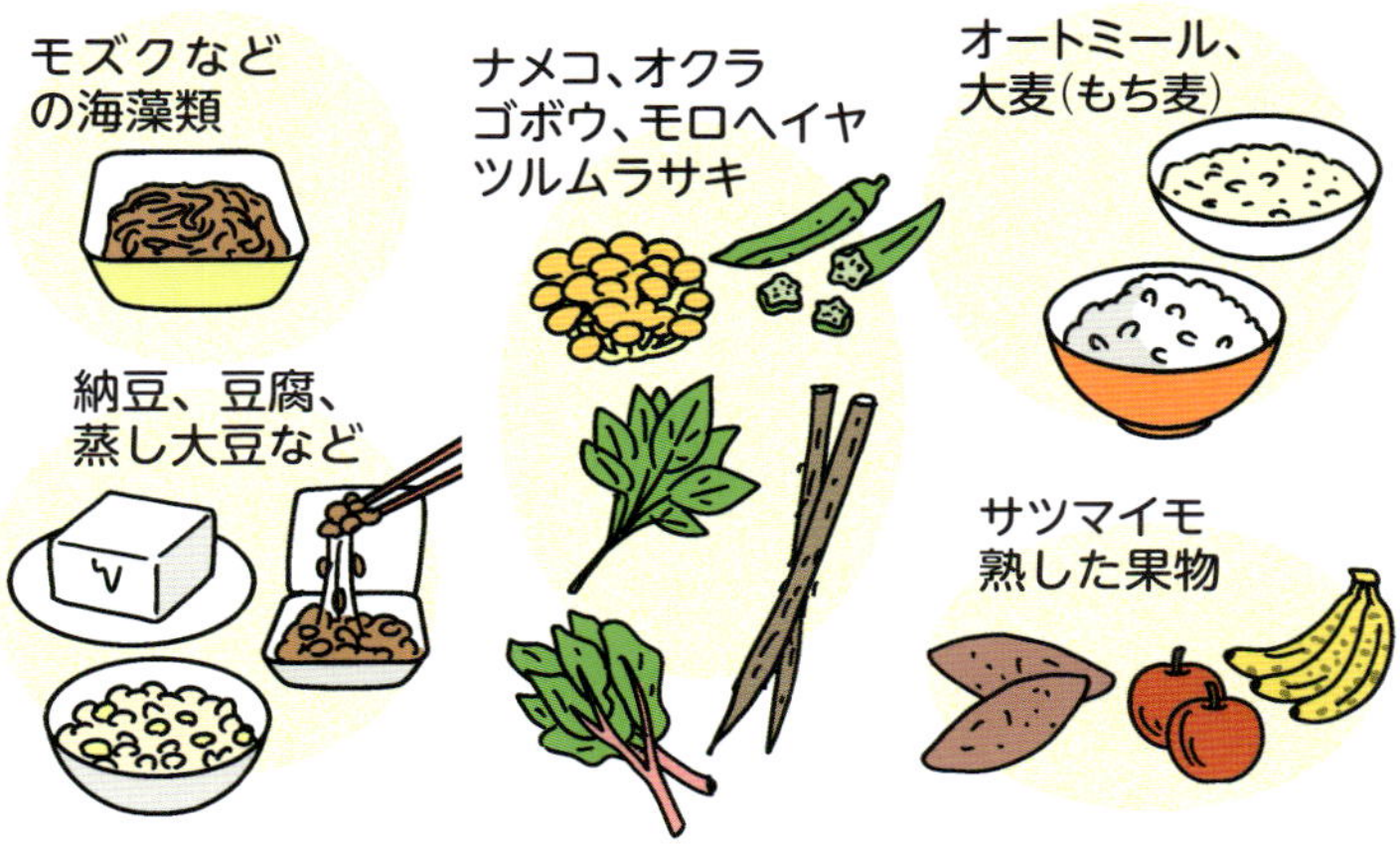
モズクなどの海藻類
ナメコ、オクラ
ゴボウ、モロヘイヤ
ツルムラサキ
オートミール、
大麦（もち麦）
納豆、豆腐、
蒸し大豆など
サツマイモ
熟した果物

一種「GLP-1」が分泌されて胃の動きをゆっくりにし、血糖値を下げるホルモン（インスリン）の分泌を促します。食物繊維の多い野菜などを糖質の多い食品よりも先に食べると、血糖値が上がりにくくなるのはこのためです。

もう一つ、**酢**とご飯を一緒にとると、酢に含まれる酢酸が、口内や消化管での消化酵素の活性を低下させることなどから、食後の血糖値の上昇がゆるやかになるという報告があります。しょうゆの代わりにポン酢を使ったり、野菜を酢の物にしたりして、毎日の食事に酢を取り入れるといいでしょう（1日大さじ1程度が目安）。

緑茶にも糖の吸収を抑え、血糖値を低く抑える効果があると報告されています。緑茶の渋み成分カテキンには唾液などの糖質分解酵素（α-グルコシダーゼ）の働きを阻害する作用があり、それによって血糖値の上昇を抑える効果が期待できます。緑茶をよく飲むとエネルギー消費や脂質の代謝が高まるという報告もあり、食事のさいは緑茶を一緒にとるのがおすすめです。

＊食物繊維のほか、肉・魚などのたんぱく質、脂質でも同様にGLP-1が分泌される。

ラーメン・そば・うどん・調理パン・ハンバーガー・カツ丼など すぐ塩分とりすぎになる要注意メニュー一覧

日本人が主食としてとる食べ物には、ご飯のほかにも食パンやロールパンなどのパン、うどんやそば、中華麺（めん）、パスタなどの麺類もあります。これらには意外に多くの塩分が含まれています。塩分をほとんど含まないのはご飯や玄米、押し麦、生そばくらいです。

しかし、塩分をほとんど含まない主食でも、汁やたれにつけたり、味つけしたりすれば、塩分が加わります。**ご飯を中心とした一汁三菜の和定食なら品数が多いので、自分で塩分の摂取量を調節することが比較的容易**ですが（52ページ参照）、ラーメン・そば・うどん・調理パン・ハ

主食の塩分含有量

白飯	0グラム
玄米めし	0グラム
押し麦めし・もち麦	0グラム
食パン	1.2グラム
ロールパン	1.2グラム
フランスパン	1.6グラム
うどん（ゆで）	0.3グラム
そば（生そば／ゆで）	0グラム
そば（乾そば／ゆで）	0.1グラム
そうめん（ゆで）	0.2グラム
中華麺（ゆで）	0.2グラム
スパゲティー（ゆで）	1.2グラム＊

100グラム当たり／（文部科学省「食品成分データベース」より作成）
＊スパゲティー乾麺の塩分含有量は0グラムだが、ゆでるさいに食塩を加えるため増える。食塩を加えなければ0グラム。

塩分のとりすぎに要注意のメニュー

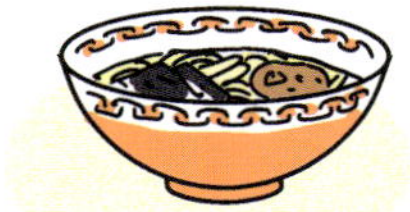

●ラーメン（1人前）
エネルギー量 653キロカロリー
食塩相当量 7.4グラム

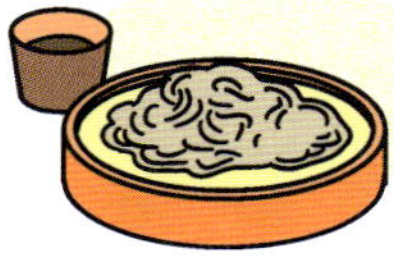

●もりそば（1人前）
エネルギー量 336.5キロカロリー
食塩相当量 2.5グラム

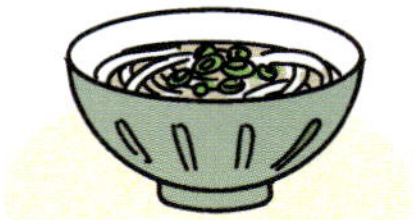

●かけうどん（1人前）
エネルギー量 286キロカロリー
食塩相当量 4.35グラム

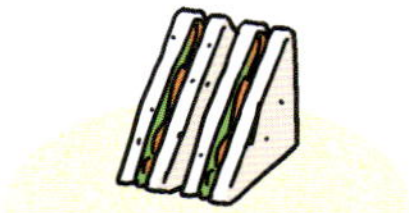

●サンドイッチ（ハム／1包装）
エネルギー量 325キロカロリー
食塩相当量 2.34グラム

●ハンバーガー（1個）
エネルギー量 263キロカロリー
食塩相当量 1.65グラム

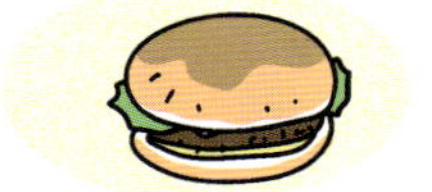

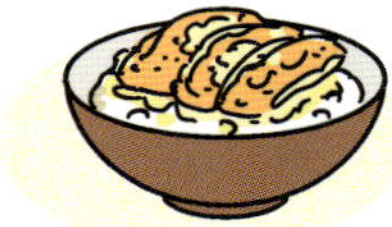

●カツ丼（1人前）
エネルギー量 869.5キロカロリー
食塩相当量 3.65グラム

各食品の栄養成分はあくまでも目安（メニューの栄養成分を公開しているチェーン店２店からそれぞれ似たメニューを選んで平均値を算出）。

ンバーガー・カツ丼といった単品料理だと、塩分をなかなか加減できません。そこで、**塩分のとりすぎになりやすい要注意メニュー**は、購入前に含まれる塩分の量を確かめたり、事前に調べたりしておきましょう。

コンビニやスーパーで買って食べる物は必ず栄養成分表示を確認すること。

飲食店では、例えば同じラーメンやハンバーガーでも、店やメニューによって栄養成分は一定ではありませんが、大まかな塩分量を知っていれば、何を選ぶかを決めるときの判断材料になります。また、**スープを残したり食べる量を控えめにしたり**して、塩分量を減らすこともできます。

大手飲食店チェーンには、インターネット上に栄養成分を公開しているところもあります。よく食べるメニューを検索して、あらかじめ栄養成分を調べておくといいでしょう。

たんぱく質制限が必要な人は低たんぱく米など たんぱく質調整食品を活用すれば 家族とほぼ同じおかずを楽しめる

ステージG3以降の慢性腎臓(じんぞう)病ではたんぱく質の制限が必要になり、通常のご飯をこれまでどおりにとっているとたんぱく質のとりすぎにつながり、腎機能の低下が早まる恐れがあります。

そこで、ステージG3以降の主食は、慢性腎臓病用にたんぱく質を減らした**「特別用途食品」**[*1]や**「治療用特殊食品」**のご飯やそばなどを活用するといいでしょう。**たんぱく質の量が通常のご飯やそばの5分の1〜**[*2]**50分の1に調整**されているので、**主食の量はそのままで、たんぱく質だけを減らすことができ、おかずは家族とほぼ同じ普通食を楽しむことができます。**

特別用途食品や治療用特殊食品はスーパーなどで販売されていないことが多いので、通信販売などを利用して入手します。

スマートフォンなどで読み取ると、消費者庁の「特別用途食品許可品目」のページにアクセスできる(特別用途食品許可品目一覧もあり)。

*1 病気の治療・予防目的で栄養分を調整した「治療用特殊食品」のうち、国の基準に適合していると認められたもの。*2「特別用途食品」のうち慢性腎臓病用の低たんぱく質食品は2024年6月現在で13品目で、たんぱく質が5分の1〜35分の1に調整されている。「治療用特殊食品」の中には50分の1に調整された物もある。

第5章

おかずは何を選ぶ？

主菜は魚や低脂肪の肉、大豆食品を選び、副菜は葉物野菜・キノコ・海藻で食物繊維が豊富な献立作りが大事

おかずは低脂肪の魚、鶏むね肉・ささみ、牛豚の赤身肉・ひれ肉や卵・大豆食品を選びサラダなど野菜料理を充実

エネルギー源となる3大栄養素「たんぱく質・脂質・糖質」のうち、たんぱく質と糖質は1グラム当たり約4キロカロリーですが、脂質は同じ1グラムで約9キロカロリーと、たんぱく質や糖質の2倍以上のエネルギー量です。つまり、脂質が多いおかずは少量でもカロリーオーバーになりやすく、肥満を招きやすいといえます。逆に、脂質を少し減らせば、たんぱく質や糖質を減らすよりも効率的に摂取カロリーを減らせます。

糖質のほとんどは主食でまかなえるので、メインのおかずは、**「糖質や脂質が少なく、たんぱく質がとれる食べ物」を中心に選ぶ**といいでしょう。良質なたんぱく質がとれる食材は、主に**肉、魚、卵、大豆を使った食品**です。

肉の種類では、**牛肉よりは豚肉、豚肉よりは鶏肉のほうが低脂質**です。ただし、部位によって含まれる脂質の量がかなり違います。例えば牛肉や豚肉は、脂身の多いばら肉よりも赤身肉やひれ肉のほうが脂質が少なく、鶏肉はもも肉よりもむね肉やささ

肉や魚の脂質とたんぱく質

（単位：グラム／100グラム当たり／すべて生）

食品名	脂質	たんぱく質
牛肉（肩／赤身）	12.2	20.2
牛肉（ひれ）	15.0	19.1
牛肉（ばら／脂身つき）	50.0	11.0
豚肉（肩／赤身）	3.8	20.9
豚肉（ひれ）	3.7	22.2
豚肉（ばら／脂身つき）	35.4	14.4
鶏むね肉（皮つき）	17.2	19.5
鶏むね肉（皮なし）	1.9	24.4
鶏もも肉（皮つき）	19.1	17.3
鶏もも肉（皮なし）	4.8	22.0
鶏ささみ	1.1	24.6
サンマ	25.6	18.1
ブリ	17.6	21.4
カツオ	0.5	25.8
マグロ（赤身）	1.4	26.4
マグロ（脂身）	27.5	20.1

文部科学省「食品成分データベース」より作成

みのほうが脂質が少なくなります。また、鶏肉は皮に脂が多いため、皮を取り除くと脂質を減らすことができます。

魚には、血液をサラサラに保ち体にも腎臓にもいい油（DHAやEPAなどのオメガ3脂肪酸）が多いので、脂質の量はさほど気にせず、積極的にとることを心がけるのがいいでしょう。

卵や大豆食品も良質なたんぱく源です。たんぱく質を構成するアミノ酸は食品の種類によって異なるので、1種類の食品に偏らずいろいろな種類を組み合わせるほうが栄養バランスがよくなります。例えば卵と納豆を合わせてとれば、動物性・植物性のたんぱく質を同時にとることができます。

たんぱく質が豊富な食べ物を主菜にしたら、**副菜は食物繊維、ビタミン、ミネラルが豊富な葉物野菜をたくさんとる**ようにします。**サラダ**や**蒸し野菜**、**おひたし**などで**野菜料理の副菜を充実させれば、自然と栄養バランスのいい食事**になります。

食べすぎる人は葉物野菜・キノコ・海藻・こんにゃく・おからなど低糖質・低脂質・高食物繊維の食材でかさ増し

エネルギーやたんぱく質の量を適切にコントロールするためには**食べすぎは禁物**です。食べすぎを防ぐには、どうすればいいでしょうか。

食べすぎてしまうからといって単に食事の量を減らすと物足りなさを感じ、かえって間食や食べすぎにつながりかねません。そんなときは、**低糖質・低脂質で低カロリーの葉物野菜・キノコ・海藻・こんにゃく・おからなどを利用して「かさ増し」をしましょう。**これらは食物繊維も豊富なので、腹持ちがよく、満腹感が持続します。

例えば、葉物野菜では、キャベツを細かく刻んで加熱し、しんなりしたものを溶き卵と合わせて焼けば、ボリュームのあるオムレツ風になります。塩分が気になるみそ汁には、コマツナやホウレンソウなどの葉物野菜や、うまみの出るキノコ、ワカメやモズクなどの海藻類をどっさり入れて具だくさんにすれば、減塩になります。キノコは和え物などにも多めに加えましょう。海藻類は汁物や酢の物にたっぷり使うほか、

低糖質・低脂質・高食物繊維の食材でかさ増し

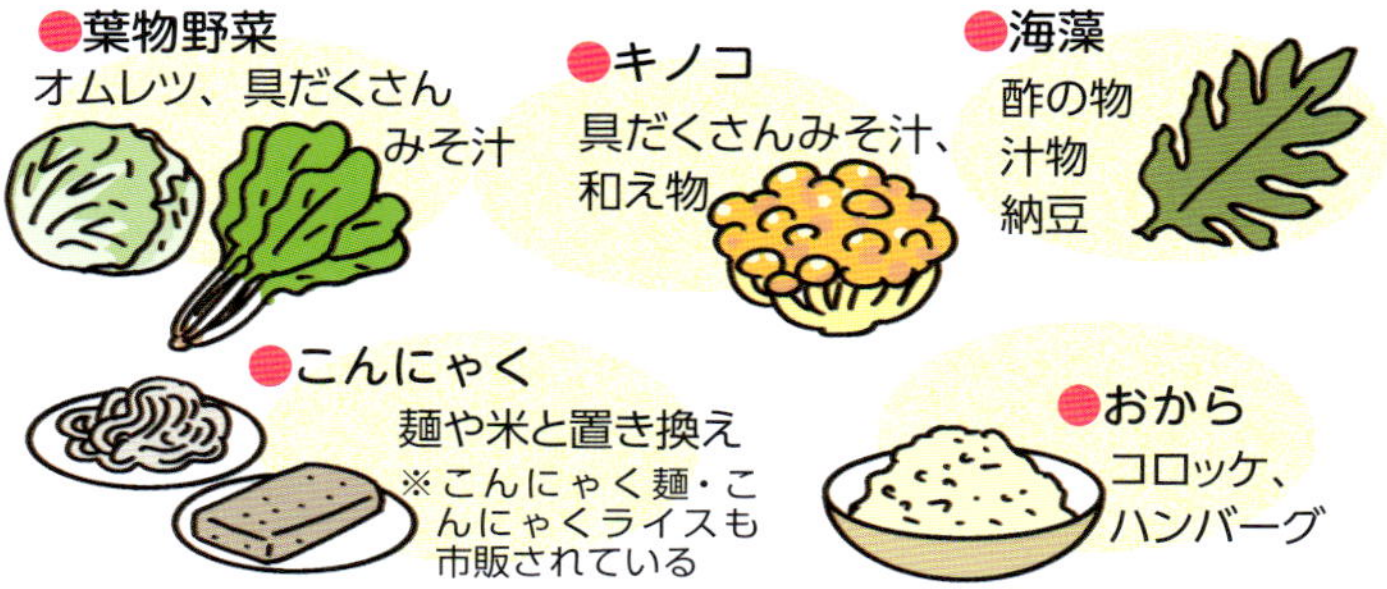
●葉物野菜
オムレツ、具だくさんみそ汁
●キノコ
具だくさんみそ汁、和え物
●海藻
酢の物
汁物
納豆
●こんにゃく
麺や米と置き換え
※こんにゃく麺・こんにゃくライスも市販されている
●おから
コロッケ、ハンバーグ

モズクやワカメは納豆にまぜるとおいしくかさ増しができます。

ラーメンや焼きそばの麺（めん）を半分にして代わりにしらたきを使ったり、しらたきをみじん切りにして米と1対1で合わせて炊いたりすれば、量はそのままで低カロリーに。利用しやすいこんにゃく麺やこんにゃくライスも市販されています。コロッケやハンバーグのタネにおからをまぜてかさ増しすれば、脂質や糖質が減らせてカロリーダウンできるうえに、食物繊維もとることができます。

早食いをしないことも大切です。食事をすると血糖値が上がり、脳の満腹中枢がそれを感知して「満腹になった」と信号を送ることで、私たちは満腹を感じますが、満腹中枢が血糖値の上昇を感知するまでには15～30分はかかります。早食いすると、満腹中枢が信号を送るまでの間に食べすぎてしまうのです。**食事には最低でも15分以上かけましょう。**早食いを防ぐには、一口のサイズを小さくし、**一口20回～30回、よくかんで**味わうようにします。食物繊維の多いゴボウなどの野菜やこんにゃくなど、かみ応えのある食材を選べば、自然によくかむ習慣がつきます。

肉や魚は揚げ物・炒め物より
ゆで蒸し料理・しゃぶしゃぶで食べるのがよく、
腎臓を傷めるAGEも少なく安心

調理によって加熱されたたんぱく質と糖が結びつく（**糖化**という）と、ホットケーキや肉の表面、パンの皮、フライの衣などにこんがりと色がつきます。これをメイラード反応といい、料理の香ばしさやおいしさのもとになります。

しかし、このとき食べ物では、体内で過剰になった糖がたんぱく質と結びつく糖化と同じことが起こって**「AGE（終末糖化産物）」**（40ページ参照）が増えており、これを食べれば、体内にAGEが取り込まれます。腎臓を傷める重大原因となり老化促進物質ともいわれるAGEを体内で増やさないためには、**糖質をとりすぎない**ようにすることがまず重要ですが、**調理のしかた、食べ方の選択にも注意が必要**なのです。

AGEは、肉や魚などのたんぱく質を**高温調理**すると、爆発的に増えます（次ページの図参照）。ただ、衛生上の理由もあり、生の肉や魚ばかりを食べつづけるわけにはいきません。そこで、加熱調理でできるAGEをなるべく減らすためには、温度がポイントになります。**食品が高温になる揚げ物や炒め物よりも、「蒸す」「ゆでる」「煮る」など、比較的低温で調理する方法なら、AGEの増加を抑えることができます。**

例えば肉なら、とんかつやステーキ、焼き肉よりも、**しゃぶしゃぶ**を選ぶようにすれば、AGE減らしにつながります。魚なら最近話題の**「湯煮（ゆに）」**がおすすめです。低温調理でしかも低塩、ふっくらおいしく仕上がる魚の究極の調理法です（左図参照）。

高温調理でAGEが激増する*

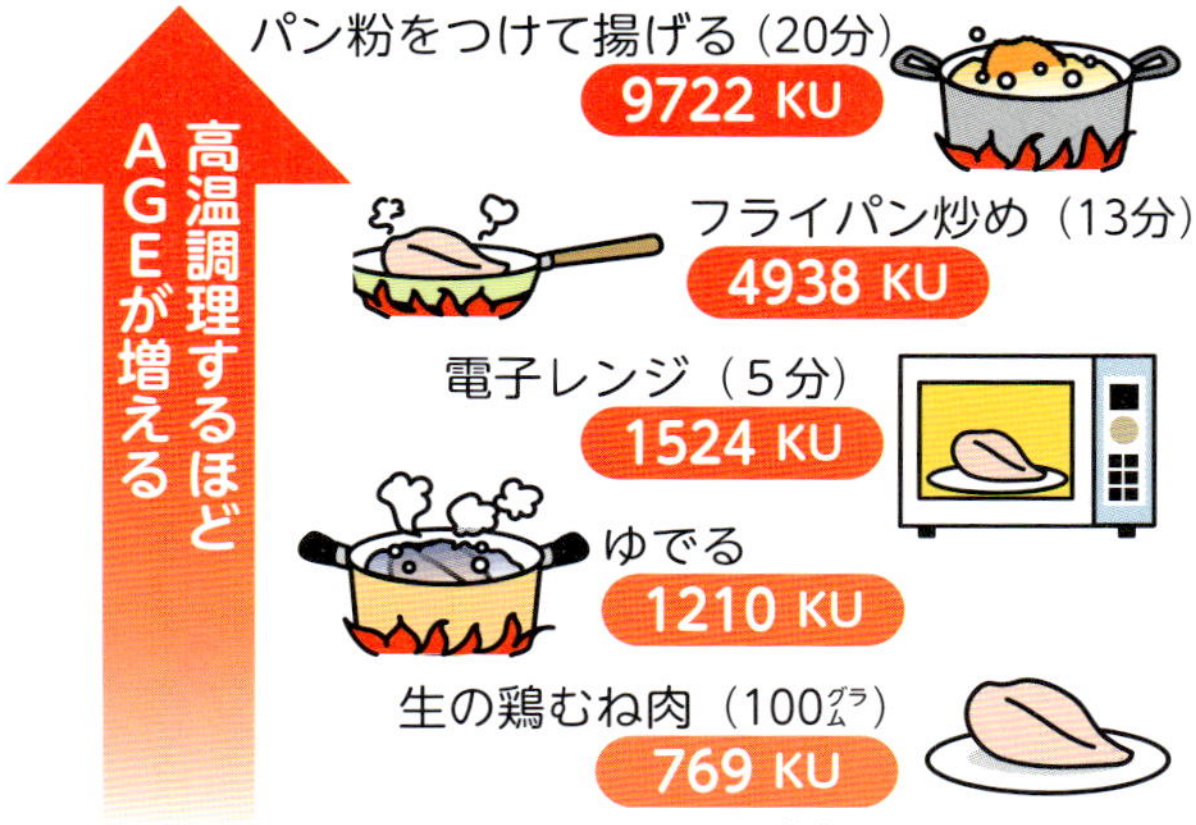

※KUはAGE量を示す単位

「魚の湯煮」の作り方

沸騰しない程度の温度でじんわりと魚全体に均等に火を通すと、魚のうまみ成分が流出することなく閉じ込められる。高温調理に比べてパサつかず、ふっくら仕上がる。

❶魚に薄く塩を振って、5分ほど置く。

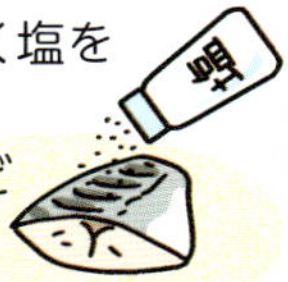

魚の種類はサバ、サケなどなんでもいい。干物を使う場合は塩は振らない。丸の魚はウロコと内臓を取り除く。

❷水9に対し日本酒1の割合で鍋に入れ、軽く煮立たせる。

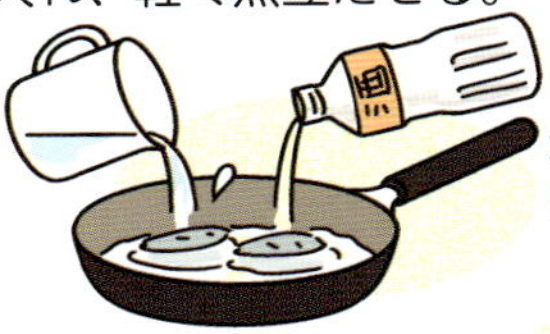

水の量は魚がひたるくらいでOK。

❸鍋に魚を入れ、沸騰させないように弱火でアクを取り除きながら、魚に火が通るまで煮れば完成。

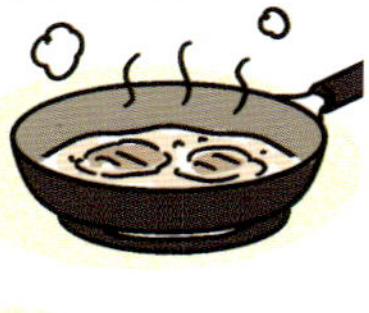

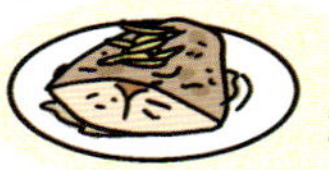

ショウガなどを添えてもいい。

* Sandra W, Susan G, et al., Advanced glycation end products in foods and a practical guide to their reduction in the diet. *Journal of the American Dietetic Association* 2010.

野菜は生なら両手に3杯（350グラム）分、ゆでなら片手に1杯分が1日量の目安で、緑黄色野菜1に対し淡色野菜2でとる

野菜には抗酸化作用（9ページ参照）のあるポリフェノールが豊富に含まれており、体内で増えすぎると腎臓（じんぞう）を傷つける**活性酸素**の害を抑えるためにも、毎日たっぷりとりたい食材です。また、各種のビタミン、ミネラル、食物繊維も豊富で、動脈硬化を防ぐためにも欠かせません。

厚生労働省の「健康日本21（第三次）」[*1]では、**成人が1日にとる野菜の目標量を350グラム**としていますが、その目標はなかなか達成されないのが現状です。日本人の多くが野菜不足と考えられます。

350グラムの野菜とは、実際どれくらいの量でしょうか。3回に分けて食べるとして、1回分は約120グラム前後。したがって、**生野菜なら、だいたい両手に1杯分くらいの量**になります。**1食分の野菜の目安は「生野菜を両手に1杯分」**と覚えるといいでしょう。かなり多く感じるかも

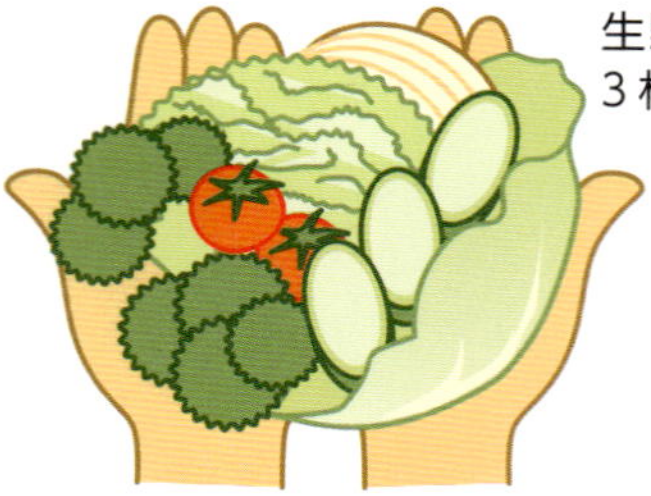
生野菜なら両手に3杯で約350グラム

＊1　健康増進法に基づき策定された「国民の健康の増進の総合的な推進を図るための基本的な方針」に基づく「21世紀における国民健康作り運動」の通称。

緑黄色野菜と淡色野菜の例

緑黄色野菜

- ニンジン
- カボチャ
- ブロッコリー
- ホウレンソウ
- コマツナ
- チンゲンサイ
- ニラ
- ミズナ
- シュンギク
- ツルムラサキ
- モロヘイヤ
- パセリ
- シソ
- トマト
- ピーマン
- アスパラガス

淡色野菜

- ダイコン
- ハクサイ
- ネギ
- ナス
- レタス
- キャベツ
- カリフラワー
- タマネギ
- セロリ
- キュウリ
- ズッキーニ
- レンコン
- オクラ
- ミョウガ
- ゴボウ
- モヤシ

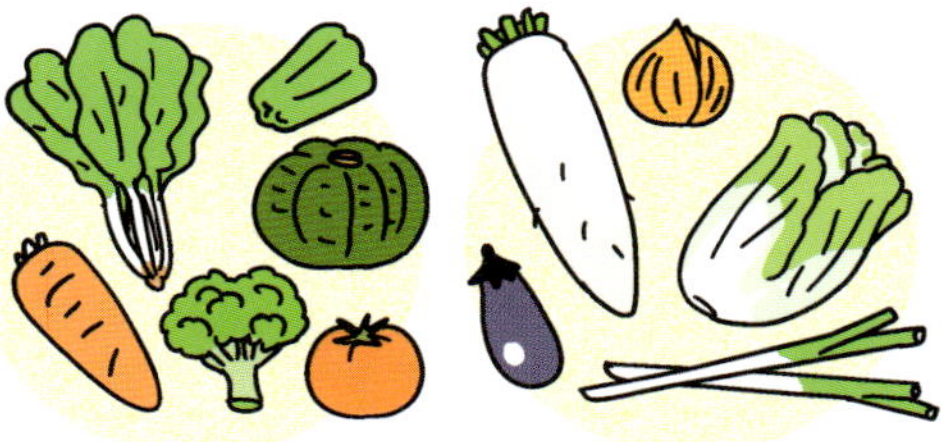

※トマト、ピーマン、アスパラガスなどは可食部100グラム中に含まれるカロテンが600マイクログラム以下だが、一般に食べられている回数や量が多いため、緑黄色野菜に分類されている。

しれませんが、野菜は加熱するとかさが約2分の1に減るので、**「ゆでた野菜を片手に1杯分」**と考えてもいいでしょう。つまり、**1日に食べる野菜の目標量は、生野菜なら両手に3杯分、ゆで野菜なら片手に3杯分です。**

野菜の種類によって含まれる栄養素が異なるので、キャベツの千切りだけで両手に3杯とか、トマトだけで350グラムのように、同じ野菜ばかり食べるのではなく、**いろいろな種類の野菜を組み合わせることが重要**です。**緑黄色野菜[*2]1に対して淡色野菜2の割合を目安**に、バランスよくとりましょう。

なお、例外もありますが、緑黄色野菜は食べられる部分にカロテン[*3]を600マイクログラム以上含む野菜、淡色野菜はそれ以外の野菜とされています（上の表参照）。なお、カロテンは油に溶ける性質があるので、油と一緒にとると吸収がよくなります。

＊2 厚生労働省「健康日本21（栄養・食生活）」では緑黄色野菜の摂取目標量を120グラムとしている。
＊3 『日本食品標準成分表2020年版（八訂）』の取り扱いについて」（厚生労働省）。カロテンには活性酸素を抑える働き（抗酸化作用）がある。α-カロテンとβ-カロテンがあり、β-カロテンは体内でビタミンAに変換される。

サラダは何で食べる？ トマトは酢だけで美味、ハーブ塩＋アマニ油、オリーブ油＋レモン、ゴマ＋ラー油で素材の味を楽しむ

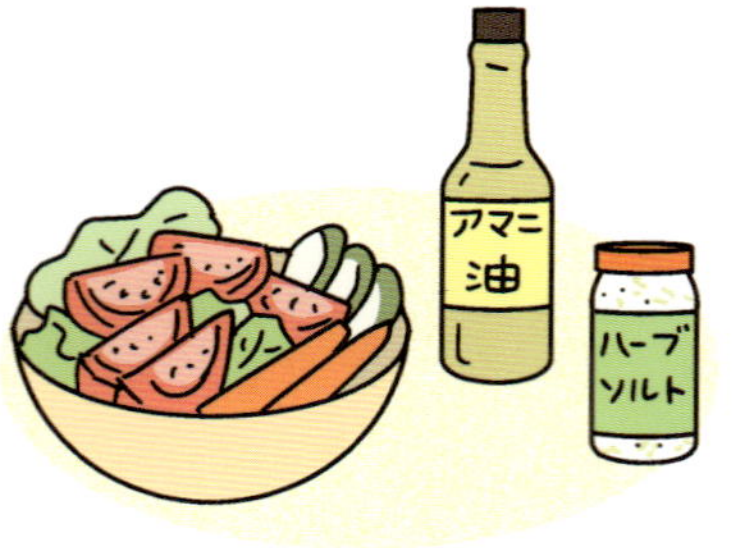

サラダは新鮮な野菜をたくさん食べられ、ビタミンやミネラル、食物繊維がとれていいのですが、悩ましいのが「何をつけて食べるか」です。市販のドレッシングには油が多い物や、ノンオイルタイプでも塩分や糖分が多い物があるからです。

サラダは「味の薄い野菜にドレッシングなどで味をつけて食べるもの」ではなく、**「素材の味を楽しむもの」**と発想の転換をしてみましょう。

まず、野菜のうまみに注目です。おすすめはトマト。トマトにはグルタミン酸という昆布と同じうまみ成分が含まれ、そのまま食べただけでうまみが感じられるはずです。トマトのうまみは赤く熟すほど増すので、よく熟したトマトはそのままでもおいしいですが、**少量の酢、カボスやレモンなど柑橘（かんきつ）類の果汁、バジルやローズマリーなどのハーブ**で酸味や香りのアクセントをつけると、いっそうおいしく食べられます。ざく切りにしたトマトとほかの

野菜を混ぜ、**オリーブ油＋レモン果汁**で和えてサラダにしてもいいでしょう。

グルタミン酸は、かつお節や煮干しなどに含まれるイノシン酸と組み合わせるとうまみの相乗効果が生まれ、いっそうおいしくなることが知られています。そこで、ざく切りにしたトマトをほかの野菜に混ぜ込み、かつお節や煮干し粉を振りかけてみましょう。うまみが増して、おいしいサラダになります。かつお節や煮干しには塩分が微量に含まれていますが、振りかけるだけならわずかな塩分ですみます。

トマトや酸味が苦手なら、レタスやベビーリーフなどくせのない野菜を、**少量のハーブ塩とアマニ油**で和えてみましょう。ハーブの香りとアマニ油の風味が、あっさりした野菜のおいしさを引き立てます。千切りにしたキュウリなどを**ラー油少々とゴマ**で和えれば、辛みが効いて香ばしい中華風にもなります。

もう一つ注目したいのは、**マヨネーズ**です。マヨネーズの塩分量は100グラム当たり2グラム程度ですが、大さじ2分の1杯（約7グラム）なら塩分は0・14グラムと、意外に低塩なのです。**少量のマヨネーズを酢でのばす**と、低塩でまろやかな風味のドレッシングができます。これにゴマやハーブなどで風味を加え、ブロッコリーやカリフラワー、ニンジン、タマネギ、カボチャ、アスパラガスなどの野菜を蒸したものを和えれば、主菜級に食べ応えのある温野菜サラダができます。

ハム、生ハム、ベーコン、プロセスチーズ、かまぼこ、ちくわなど隠れ塩分や今問題のリンが多く要注意の意外な食品一覧

魚肉加工食品（かまぼこやさつまあげ、はんぺんなど）や食肉加工食品（ハム、ベーコン、ソーセージなど）、チーズなどには、食べたときにはあまり塩けを感じなくても、塩分量が意外に多く「隠れ塩分」に注意したい食品があります。これらに塩分が多いのは、製造工程に理由があります。

魚肉加工食品の原料である魚のすり身に塩を加えるのは、味つけのためだけではありません。塩を加えて練り上げるとたんぱく質が溶け、なめらかな食感に仕上がるのです。製造工程で加えられる食塩は3％程度ですが、その後でんぷんなどの材料を加え、でき上がったかまぼこやちくわなどの塩分濃度は2～2・5％程度になります。

ハムやソーセージなどの食肉加工食品の製造でも、塩は味つけや保存性を高めるためだけではなく、肉の保水力（ジューシーさを保つ）や結着性（肉がまとまること）を高めたり、細菌の増殖を抑えたりする目的で、2～3％加えられます。*

＊生ハムは加熱やスモークをせず、塩漬けした豚肉を長期熟成して製造されることから、雑菌の増殖を抑え保存性を高めるため、塩分量がさらに多い。

加工食品に含まれる塩分・リン

食品名	塩分（グラム）	リン（ミリグラム）
カニ風味かまぼこ（1本15グラム）	0.33	11.6
かまぼこ（２切れ25グラム）	0.63	15.0
ちくわ（1本30グラム）	0.75	30.0
はんぺん（1枚100グラム）	1.50	110.0
さつまあげ（小1枚30グラム）	0.60	33.0
魚肉ソーセージ（1本70グラム）	1.47	140.0
ボンレスハム（1枚15グラム）	0.42	51.0
ロースハム（1枚15グラム）	0.35	42.0
生ハム（1枚5グラム）	0.29	10.0
ベーコン（1枚18グラム）	0.43	52.2
ウインナー（1本20グラム）	0.38	40.0
サラミ（1枚2.5グラム）	0.11	6.3
プロセスチーズ（1個13グラム）	0.36	94.9

文部科学省「食品成分データベース」より作成

ナチュラルチーズは牛や山羊などの乳を凝固させて成形し、発酵させる前に、雑菌の繁殖を抑えながら発酵を進める目的で塩を加えます。そのため、ナチュラルチーズを何種類かブレンドして作るプロセスチーズにも、塩が加わります。

魚肉加工食品には糖質、食肉加工食品や**チーズ**には脂質が比較的多いため、口に入れたときに塩けがまろやかに感じられ、ついとりすぎにつながりやすいので要注意です。例えばいろいろな練り物を入れて作る**おでん**は、角のある塩味は感じられませんが、タネの塩分にだしつゆの塩分も加わるので、知らぬまにかなりの量の塩分を摂取してしまいます。

また、加工食品は**リン**にも注意が必要です。加工食品に使用される**食品添加物のリン（無機リン）**は、天然の食品に含まれるリン（有機リン）よりも体内に吸収されやすいため、加工食品を食べすぎると過剰摂取*につながり、**血管の石灰化**を招く恐れもあるからです（44ページ参照）。

加工食品は食べすぎないよう、少量を野菜と組み合わせるなどして、上手に利用しましょう。

＊厚生労働省「日本人の食事摂取基準（2020年版）」では、リンの１日の摂取目安量は男性1,000ミリグラム、女性800ミリグラム。

肉じゃがなど煮物・スープ・寄せ鍋は塩分・糖質が増えがちで、ゆで蒸し野菜にカレー粉や少量のぽん酢しょうゆで楽しむ

温かな**煮物**や**スープ**、**鍋**などは家庭でよく作られるおかずの定番です。工夫しだいでいろいろな野菜に加えて魚、肉、豆腐などのたんぱく質がとれる、栄養バランスのいい献立です。

ただ、これらは塩分や糖質の摂取量が増えがちなところが難点です。例えば肉じゃがは高糖質でGI値*の高いジャガイモやニンジンを使い、砂糖やみりんで糖質が加わるほか、しょうゆの塩分も気になります。これらは食べる量を減らすか、味つけを薄くして、塩分や糖質をとりすぎないように注意する必要があります。

ただ、単純に食べる量を減らすと物足りなく感じてしまうかもしれません。そこで、例えば肉じゃがやきんぴらなら、低糖質・低脂質な**しらたき**や**キノコ**をたっぷり入れて**かさ増し**し、1食当たりの塩分や糖質を減らすといいでしょう。

寄せ鍋なら汁は飲まず、締めのぞうすいなどは食べないこと。鍋自体の味を薄くす

＊GI値＝Glycemic Index（グリセミック・インデックス）。食品ごとの血糖値上がりやすさを数値化したもの。GI値70以上で高、55以下で低、56～69は中とされる。ジャガイモ、ニンジンはいずれも高GI値の食品。

よく食べられるおかずの塩分量（1人前）

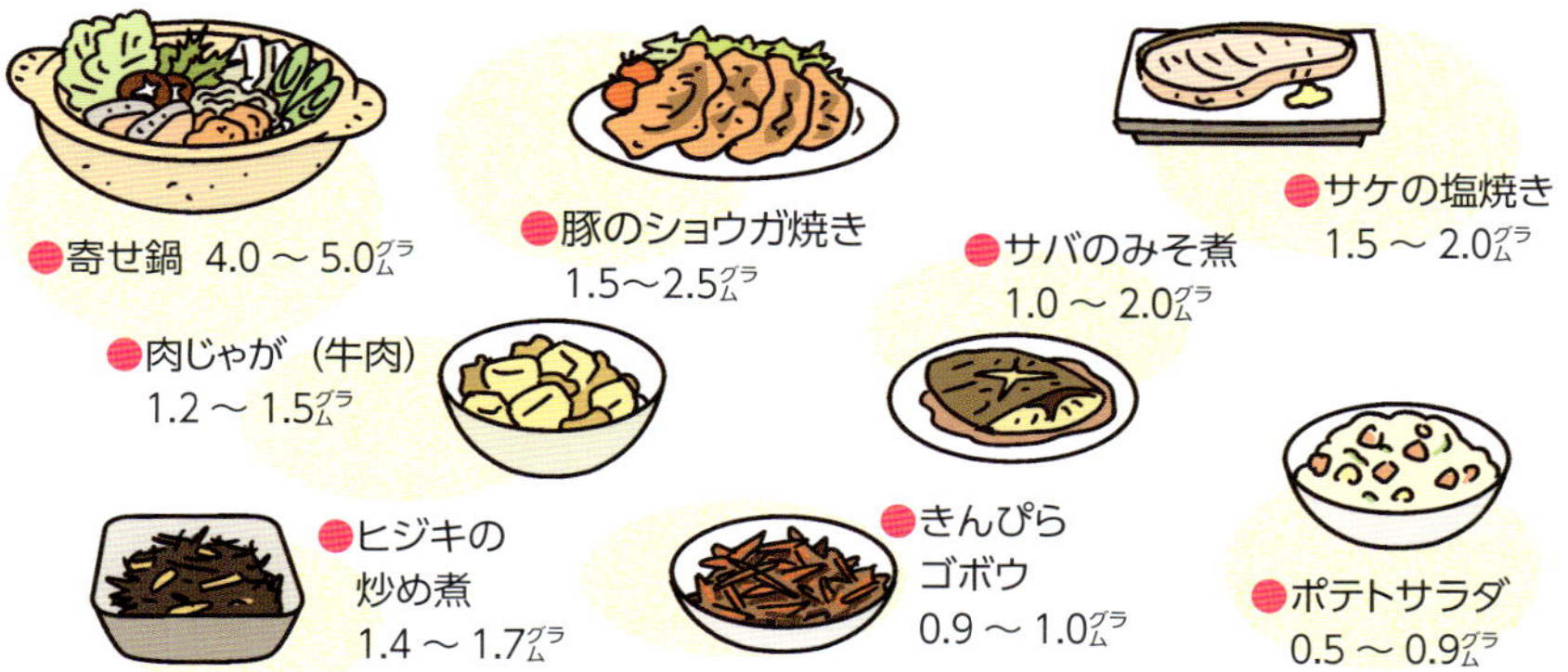

各食品の栄養成分はあくまでも目安（文部科学省「食品データベース」、インターネット上に公開されているレシピを検索して平均的な値を計算）。

るには、**キノコ**や**鶏肉**などうまみの出る具材を使って**水炊き風**にする方法や、**蒸し鍋**もおすすめです。鍋にたっぷりの野菜と、うまみの出る肉やキノコなどを入れて少量の水を加え、フタをして火にかけるだけで、おいしい**ゆで蒸し野菜鍋**ができます。

水炊きやゆで蒸し野菜鍋は、ネギやユズ、紅葉（もみじ）おろしなどの**薬味**とともに**少量のぽん酢しょうゆ**をつけたり、**カレー粉**を振りかけたりして食べれば、素材の味を楽しめます。だしを加えて**通常よりも50％程度塩分を減らしたぽん酢しょうゆ**も市販されているので、それを利用してもいいでしょう。

鍋でぽん酢しょうゆやたれなどを利用するさいは、取り分けた具に「かける」と、どうしても量が増えがちです。別に用意した小皿にぽん酢しょうゆを入れておき、**少しずつ「つける」**ようにすると、塩分のとりすぎを防ぐことができます。

たくあんは3切れで塩分が1グラム、梅干しは1個で1・8グラム！漬物はひと口までにするなど塩分量を意識しながら制限

日本人の食事の塩分量を増やす原因になっている食べ物の一つに、**漬物**があります。冷蔵設備が普及した現代ではそれほど保存性は求められないため、昔よりは塩分が少ない物がほとんどですが、それでも**たくあんの塩分は3切れ（約30グラム）で約1グラム、梅干しは中1個で約1・8グラム**もあります。かさが少ないのに、**みそ汁1杯（1・2〜1・5グラム）に匹敵する塩分量**です。ほんの少し漬物を食べたために、1日の塩分量6グラム未満を超えてしまう恐れもあります。

どうしても食べたい場合は、漬物は塩分が多いことを意識して、「この漬物はひと口まで」などと決めておき、制限を守るようにしましょう。

漬物の塩分量（10グラム当たり）

カブぬか漬け	0.69
キュウリぬか漬け	0.53
ダイコンぬか漬け	0.38
たくあん	0.33
ショウガ甘酢漬け	0.20
シロウリ奈良漬	0.48
ナスからし漬け	0.48
しば漬け	0.41
野沢菜漬け	0.15
キムチ（白菜）	0.29
梅干し	1.82

文部科学省「食品データベース」をもとに算出。

漬物1切れは5〜12グラム程度。梅干しは中サイズで10グラム程度、大きい物は20グラム以上ある。

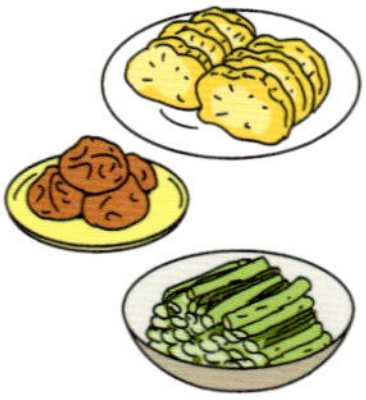

第6章

汁物はどうする？

市販の顆粒だし、コンソメ、中華スープの素は塩分が増えがちなため、手作り無塩だし汁・お茶・白湯で代用

みそ汁・スープは塩分を1杯に1グラム以上含むため1日1杯までにするか牛乳や豆乳で割るか無塩だし汁・お茶・白湯に変更

主食のご飯に含まれる塩分は0グラムですが、漬物や佃煮などの「ご飯の友」に塩分が多いこと、また、みそ汁やすまし汁などの汁物に塩分の多いみそやしょうゆ*を多用するため、**和食は食塩摂取量が多くなる傾向**があります。つまり、和食で「減塩のカギ」となるのは漬物とみそ汁」といえるでしょう（漬物の減塩法は80ページ参照）。

特に、なんとなく飲んでしまいがちな**汁物には、通常、1食分に1グラム以上の塩分が含まれています。**地域や家庭による差は大きいものの、中には2グラムもの塩分が含まれている場合もあります。

これを朝昼晩の3回とると、汁物だけで3～6グラムもの塩分をとることになり、1日の塩分摂取量の目標の6グラム未満を達成するのが難しくなります。しかし、箸休め的な漬物や佃煮(つくだに)に比べ、一汁三菜という和食の柱になる汁物を全くとらなくするのは、難しく感じる人もいるかもしれません。

＊みそには約13％、しょうゆには約15％の塩分（食塩相当量）が含まれる。（文部科学省「食品成分データベース」より）

汁物の塩分量（1人前）

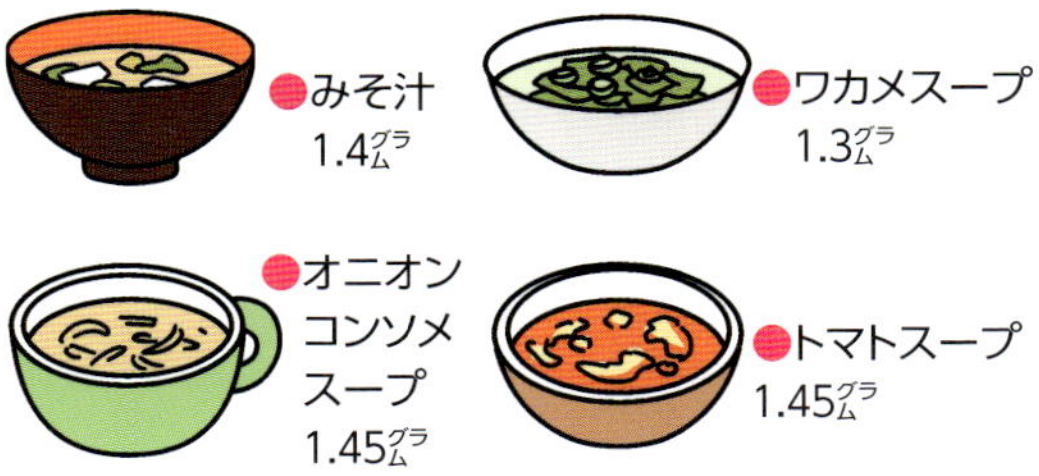
●みそ汁 1.4グラム
●ワカメスープ 1.3グラム
●オニオンコンソメスープ 1.45グラム
●トマトスープ 1.45グラム

各食品の塩分量はあくまでも目安（栄養成分を公開しているチェーン店のメニュー、市販品から複数を選んで平均値を算出）。

そこで、汁物からの塩分のとりすぎを防ぐためには、**①1日1杯までにする**、**②1杯当たりの塩分量を減らす**という2つの方法が考えられます。

1日1杯までにするなら、例えばみそ汁は家族と食卓を囲む夕食だけにして、**朝食や昼食の飲み物は牛乳や豆乳、お茶、水、白湯（さゆ）など、塩分を含まないものに替えましょう。**

1杯当たりの塩分量を減らす場合は、具材を増やして汁の量を減らす方法もあります（68ページ参照）が、そのほかにも、**汁の量を2分の1～3分の1に減らし、代わりに牛乳や豆乳を加えて1杯分として、塩分を薄める**方法もあります。

みそ汁やスープに牛乳や豆乳を加えると聞くと意外かもしれませんが、コクが出て味がまろやかになり、少ない塩けでもおいしく感じられます。牛乳や豆乳は、温めてから仕上げに加えるのがいいでしょう。牛乳や豆乳は煮立たせると吹きこぼれる心配があるので注意しましょう。

薄味に慣れてきたら、次は汁物を無塩のだし汁（84ページ参照）にする方法も試してみてください。

かつお節・鶏・煮干し・干しシイタケ・昆布だし・野菜ブロスなど手作り「無塩だし汁」の味で味覚をリセット！

20歳以上の日本人の食塩摂取量の平均値は10・1グラム。[*1] それでも昔に比べれば減少傾向で、[*2] 1995年には、1日当たり平均13・2グラムもの食塩をとっていました。日本人は年々薄味を好むようになってきているのです。習慣で濃い味の食事をしている人も、今から無塩・低塩の食事を始めれば、舌がしだいに素材のうまみを敏感に感じられるようになり、薄味に慣れてくるはずです。

そこで注目したいのが「だし汁」です。だしの「うまみ」を活用し、無塩のだし汁を汁物としてとることで、濃い味に慣れた味覚をリセットしましょう。

うまみ成分には、昆布や野菜に多いグルタミン酸、かつお節、煮干し、肉に多いイノシン酸、干しシイタケなどに多いグアニル酸、貝類に多いコハク酸ナトリウムがあります。市販されている顆粒のだしの素やコンソメ、中華スープの素などもこれらのうまみ成分を利用しており、手軽ですが、食塩が添加された物が多いので、利用する

＊1 厚生労働省「国民健康・栄養調査（令和元年）」
＊2 厚生労働省「国民健康・栄養調査（平成15年）」

野菜ブロスの作り方

❶野菜くず300グラムに水1リットルを加えて鍋に入れ、弱火で20〜30分煮る。
❷キッチンペーパーを敷いたざるでこして完成。
保存は冷蔵庫で2〜3日程度。

野菜の皮に多く含まれる抗酸化作用のあるポリフェノールも効率よくとれる。

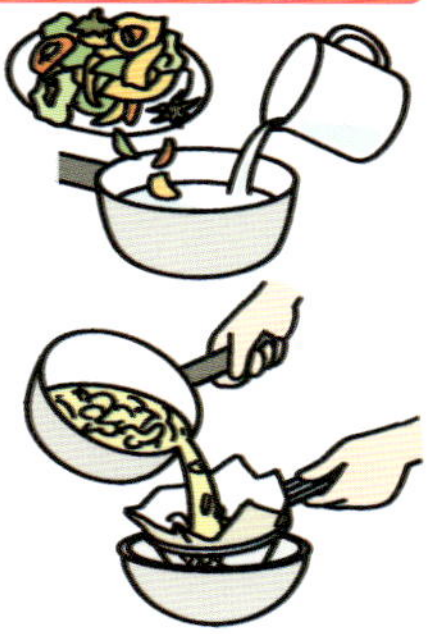

主なうまみ成分

グルタミン酸	昆布、野菜、チーズ
イノシン酸	かつお節、煮干し、肉（鶏肉・牛肉・豚肉）
グアニル酸	干しシイタケなどのキノコ類
コハク酸ナトリウム	貝類

グルタミン酸とイノシン酸、グルタミン酸とグアニル酸を合わせるとうまみが格段に増す。

なら栄養成分表示を確認し、食塩無添加のものを選びましょう。**自分でだしを取れば[*3]、ほぼ無塩のだし汁ができます。**かつお節などうまみのもとになる食材をたっぷり使ってだしを取ったら、何も加えずにゆっくりと味わってみてください。甘みや塩味と同様に、舌には「うまみ」専用の「味覚受容体（味を感じる器官）」があります。塩を加えていないだし汁なら、ほかの味にじゃまされずにうまみがよく感じられるはずです。**うまみがしっかり効いていれば、調味料なしで、そのままおいしい汁物になります。**

だしを取るのは意外に簡単ですが（86ページ参照）、もっと手軽でしかも経済的なだしとして、最近注目の**「野菜ブロス（ベジブロス）」**もおすすめです。洗った野菜くず約300グラムと1リットルほどの水を鍋に入れ、弱火で20〜30分煮て、こすだけです。野菜からうまみや甘みが出て**無塩でもおいしいスープになります。**野菜くずはニンジンやダイコンの皮やヘタ、タマネギの皮、カボチャのわたや種、ハクサイの芯（しん）、キノコの石づきなどなんでもかまいませんが、ゴーヤーなど苦みのあるものはさけたほうが無難です。

＊3 かつお節、煮干し、昆布、鶏がらなどから取っただしには、だしのもとになる食材由来の塩分が100グラム当たり0.1 〜 0.2グラム含まれる。

かつお節のだしの取り方

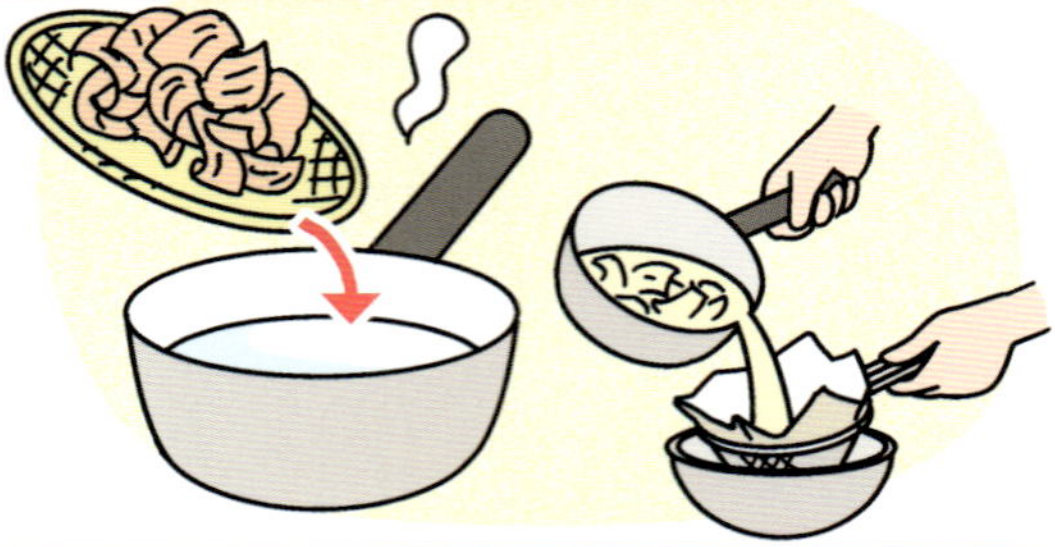

❶鍋に水1リットルを入れて沸騰させ、かつお節（薄削り）40グラムを入れる。

❷再沸騰したらすぐに火を止め、2分置く。

❸キッチンペーパーを敷いたざるでこして完成。

昆布のだしの取り方

【水出し】

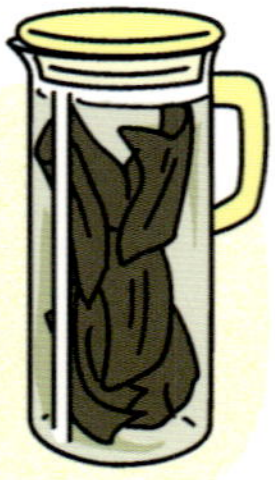

❶昆布（20グラム）の表面を乾いたふきんなどで軽くふく。

❷昆布と水1リットルを適当な容器に入れ、一晩置けば完成。

【煮出し】

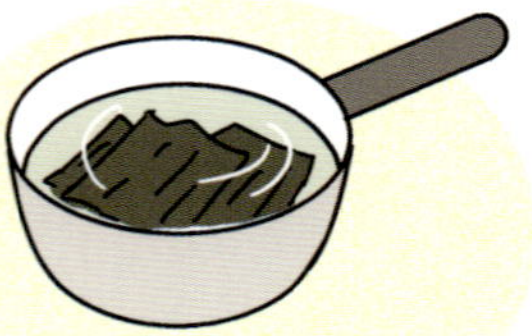

❶昆布（20グラム）の表面を乾いたふきんなどで軽くふく。

❷昆布と水1リットルを鍋に入れて30分～1時間置く。

❸鍋を中火にかけ、沸騰直前に昆布を取り出せば完成。

かつお節と昆布の合わせだしの取り方

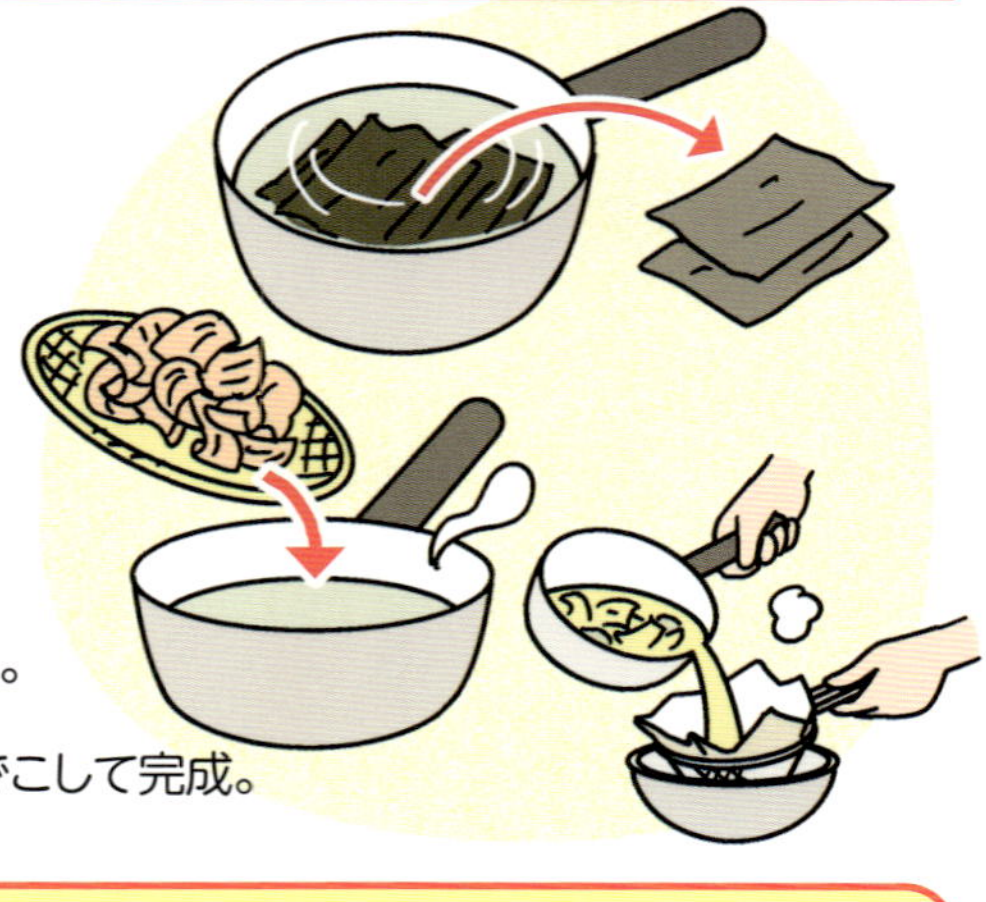

❶昆布（15グラム）の表面を乾いたふきんなどで軽くふく。

❷昆布と水1リットルを鍋に入れて30分～1時間置く。

❸鍋を中火にかけ、沸騰直前に昆布を取り出す。

❹❸を一度中火で沸騰させ、かつお節（薄削り）20グラムを入れる。

❺再沸騰したら火を止め、2分置く。

❻キッチンペーパーを敷いたざるでこして完成。

自家製のだしは冷蔵庫で保存し、2～3日で使い切ること。

第7章

調味料は何を選ぶ？

腎臓の食事療法でうまくできない人が最も多いのが減塩で、ゼロ塩調味料・ゼロ塩薬味を食卓に常備すればらくらく実現

1日の塩分摂取の6割以上は調味料が占め、しょうゆ・塩・みそ・ソース・たれ・めんつゆ・ドレッシングに要注意

和食を調理するさい「さしすせそ」、つまり「さ＝砂糖、し＝塩、す＝酢、せ＝しょうゆ（旧かなづかいの「せうゆ」）、そ＝みそ」の順で調味料を加えるといいといわれています。これらは和食の基本的な調味料ですが、砂糖と酢以外を見ると、塩（食塩）はほぼ塩分そのまま、しょうゆもみそも塩分を多く含んでいます。和食は健康食として今、世界的に大きな注目を集めていますが、塩分が過剰になりやすいのが難点といえるでしょう。

実際、厚生労働省の「国民健康・栄養調査（令和元年）」によると、私たち日本人は、**1日当たり食塩を平均10・1グラムとっており、そのうち7割近い6・7グラムを調味料からとっています**（次ページの図参照）。

残りの約3割は調味料以外の食品で、そこにはパンやハム、かまぼこなどの加工食品、ラーメンやうどんなどの調理済み食品だけでなく、肉や魚などの天然の食材も含

1日の食塩摂取量の内訳

20歳以上の成人の1日の食塩摂取量平均値10.1グラムのうち

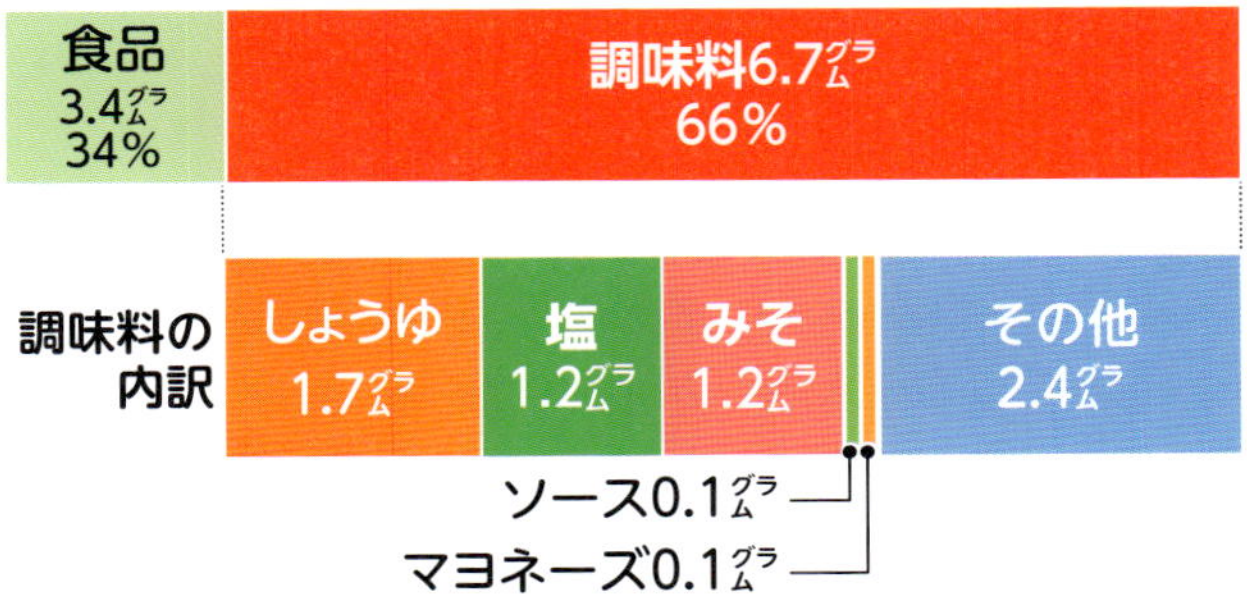

（厚生労働省「令和元年国民健康・栄養調査」より）

まれます。したがって、食べ物を慎重に選び、調理に全く調味料を使わなくても、いくらかの塩分はとることになります。1日の食塩摂取量の目標値6グラム未満を達成するには、食べ物からとる塩分を減らすと同時に、調味料からとる塩分を減らす必要があります。

塩、しょうゆ、みそ以外にも、ソースやたれ、ドレッシング、めんつゆなど、さまざまな調味料が市販されており、これらを日常的に利用している人も多いでしょう（上図下側の棒グラフの「その他」が該当）。これらの中には、甘みやうまみ、油分、とろみなどが加えられ、食べてもそれほど塩けを感じないものもあるので要注意です。

ふだんよく使う**調味料は必ず栄養成分表示をチェック**して、使う量に含まれる塩分量を把握しておき、使いすぎないように注意しましょう。93ページの**主要な調味料の使用量別「塩分量早見シート」**も参考にしてください。

ソースをケチャップ、ドレッシングをマヨネーズ、しょうゆをぽん酢しょうゆなど**塩分大幅減**でもおいしい**調味料置き換え術**

減塩のために塩分量を減らした**減塩しょうゆ**を利用するのはとてもいいことですが、今ある調味料をほかの調味料に置き換えることでも、塩分は大幅に減らせます。例えばウスターソース大さじ1杯（15ミリリットル）に含まれる塩分量は約1・2グラム、同量のトマトケチャップの塩分量は約0・6グラムです。キャベツやお好み焼きにつけるウスターソースをトマトケチャップにすれば、塩分を半分に抑えられます。また、刺身の小皿にとる濃口しょうゆは、約10～15ミリリットルで約1・8～2・7グラムの塩分を含みます。すべてを使い切ることはあまりないでしょうが、これをぽん酢しょうゆに換えると約1～1・5グラム、和風ドレッシングなら約0・4～0・6グラムの塩分量になります。

食卓で使う調味料だけではありません。**煮物に使うしょうゆ**は塩分の過剰摂取の大きな原因です。それをケチャップに置き換えて煮物を作ったり、炒め物の油と塩代わりにマヨネーズを使ったりと、調理に使う調味料もいろいろ置き換えできます。

調味料の置き換えによる減塩例

大さじ1杯（15ミリリットル）当たりの塩分量（単位：グラム）

濃口しょうゆ 2.7	→	ぽん酢しょうゆ	1.5	1.2グラム減
	→	だししょうゆ	1.2	1.5グラム減
	→	和風ドレッシング	0.6	2.1グラム減
フレンチドレッシング 0.9	→	マヨネーズ	0.3	0.6グラム減
ウスターソース 1.2	→	トマトケチャップ	0.6	0.6グラム減

市販の調味料はメーカーによって差があるので、数値はあくまでも目安。
（文部科学省「食品成分データベース」をもとに作成）

かつてツナとマヨネーズを和えた具が入ったおにぎりや手巻きずしが登場したとき、ご飯とマヨネーズの組み合わせは変だという人もいました。それが今ではおいしさが広く受け入れられ、定番化しています。調味料の置き換えも、いったん「お好み焼きにはソース」「刺身にはしょうゆ」といった思い込みを忘れ、新しい組み合わせを試してみましょう。

味を調整するために食塩などは加えられますが、一般的なマヨネーズは卵黄*と油と酢、ドレッシングは酢と油が主原料です。トマトケチャップは昆布と同じうまみ成分を持つトマトに、塩や香辛料などを加えて味を整えます。ぽん酢しょうゆは柑橘（かんきつ）類の果汁や酢でできたぽん酢に、しょうゆを加えたものです。調味料の原材料を見ると、刺身やすしに和風ドレッシングやぽん酢しょうゆを使ったり、煮物にケチャップを使ったりしても、それほどおかしくはありません。**少し発想を転換するだけで、塩分大幅減でもおいしい料理は作れ、調味料の置き換え術の可能性が広がります。**

＊全卵を使った物もある。

これは便利！ 冷蔵庫や食卓に貼っておきたい！
主要な調味料の使用量別
「塩分量早見シート」

調味料からとる塩分を減らす減塩の第一歩は、「量る」ことです。使い慣れた調味料ほどなんとなく目分量で使いがちで、知らぬまに塩分が過剰になる恐れもあります。調味のたびに計量スプーンや計量カップなどできちんと量ってから調味料を使う習慣をつけましょう。次(ジペー)の**「塩分量早見シート」**を参考にしてください。よく使う調味料を記入しておき、切り取って壁に貼(は)っておけば便利です。

最初はめんどうかもしれませんが、使うたびに計量をくり返すと、「この調味料はこの量だと塩分が○(グラム)」と見極められるようになってきます。そうすれば、「これでは塩分が多すぎる」「もう少し足してもＯＫ」などの感覚が自然と身につきます。

計量スプーンの例
(原寸大)

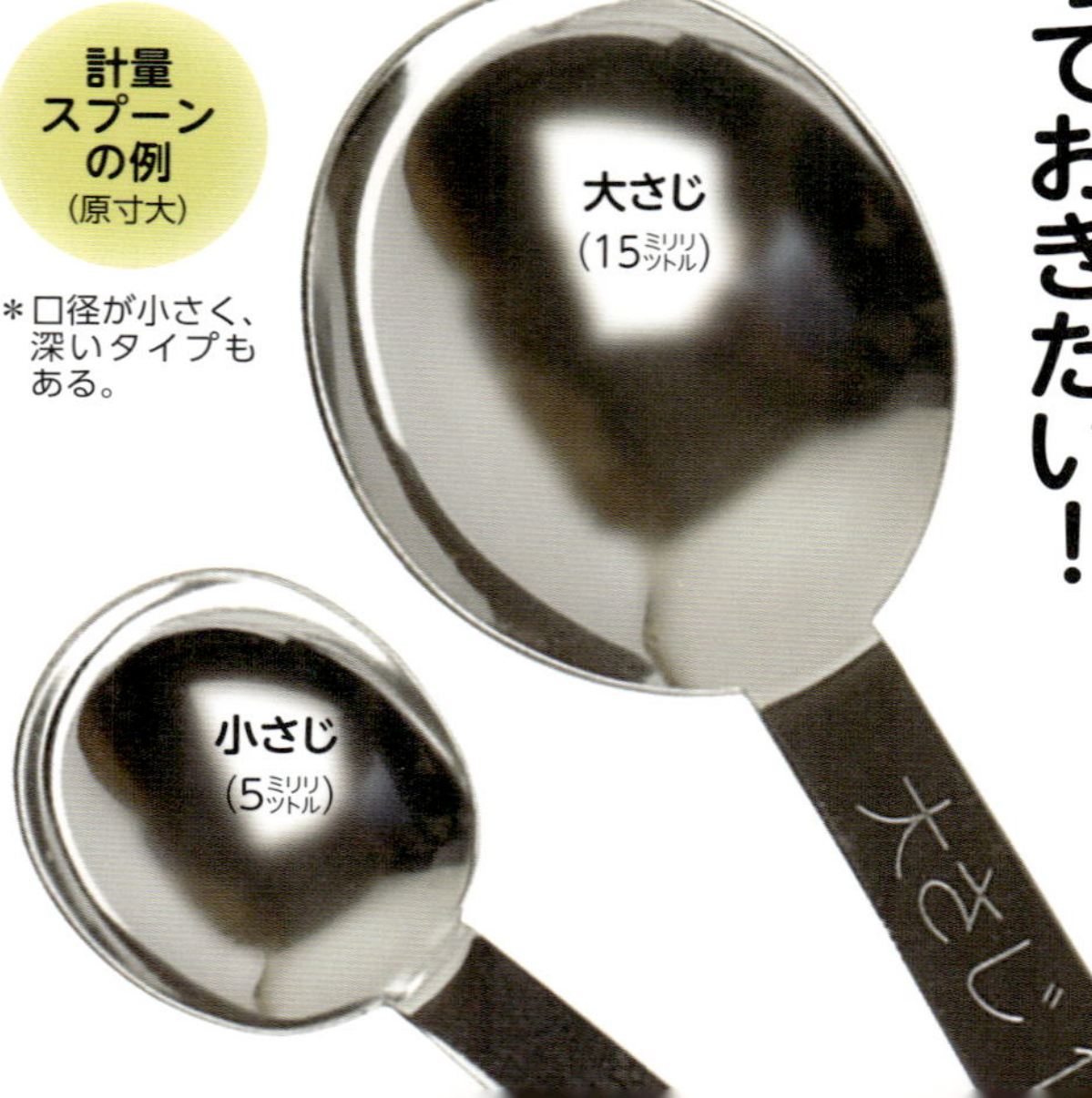
大さじ
(15ミリリットル)
小さじ
(5ミリリットル)
大さじ1

＊口径が小さく、深いタイプもある。

調味料の使用量別塩分量早見シート

単位：グラム

	小さじ1杯	大さじ1杯
食塩	6.0	18.0
濃口しょうゆ	0.9	2.7
濃口しょうゆ（減塩）	0.5	1.5
薄口しょうゆ	1.0	3.0
だししょうゆ	0.4	1.2
ぽん酢しょうゆ	0.5	1.5
米みそ（甘みそ）	0.4	1.2
米みそ（淡色辛みそ）	0.7	2.1
米みそ（赤色辛みそ）	0.8	2.4
減塩みそ	0.6	1.8
だし入り米みそ（減塩）	0.6	1.8
麦みそ	0.6	1.8
豆みそ	0.7	2.1
ウスターソース	0.4	1.2
中濃ソース	0.3	0.9
濃厚ソース	0.3	0.9
めんつゆ（ストレート）	0.2	0.6
めんつゆ（二倍濃縮）	0.4	1.2
トマトケチャップ	0.2	0.6
ノンオイルドレッシング	0.4	1.2
フレンチドレッシング	0.3	0.9
和風ドレッシング	0.2	0.6
ごまドレッシング	0.2	0.6
サウザンアイランドドレッシング	0.2	0.6
マヨネーズ	0.1	0.3
焼き肉のたれ	0.4	1.2
ゆずこしょう	1.3	3.9
オイスターソース	0.7	2.1

市販の調味料はメーカーによって差があるので、数値はあくまでも目安。（文部科学省「食品成分データベース」をもとに作成）

よく使う調味料の栄養成分表示を見て、だいたいの塩分量を計算し、記入しておくと便利。

単位：グラム

	小さじ1杯	大さじ1杯
[例]○○屋のたれ	0.33	1.0

計量スプーンの使い方

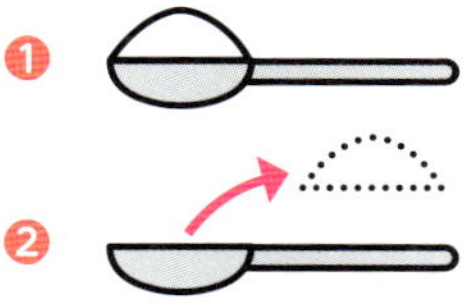

粉状、ペースト状の調味料は、❶いったん山盛りにすくってから、❷ほかの計量スプーンの柄などで余分をすり切って量る。

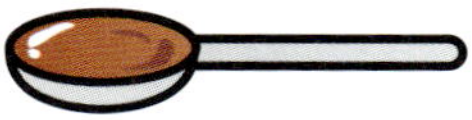

液状の調味料は、スプーンを水平にして、ぎりぎりこぼれないところまで入れて量る。

キリトリ線

塩の選び方・使い方

日本で流通する主な家庭用の塩[*1]のうち、一般には、塩化ナトリウムが99％以上で比較的サラサラした「食塩」を精製塩、塩化ナトリウムが95％以上の湿った「並塩」を粗塩、海水をそのまま釜で煮たり塩田で天日干ししたりして蒸発させた製法の塩を「天然塩」と呼んでいます。天然塩はにがり（塩化マグネシウムなど）が多く含まれ、粗塩よりさらに塩化ナトリウムが少なく、味に丸みがあるのが特徴です。

食塩の分量の目安（単位：グラム）

塩少々（親指と人さし指でつまむ）	0.6
塩ひとつまみ（親指・人さし指・中指でつまむ）	1.0
小さじ1杯	6.0
大さじ1杯	18.0
計量カップ1杯（200ミリリットル）	220

塩分をとりすぎると血液中にナトリウムが過剰になり、それを薄めるために水分も取り込まれて血液量が増え、高血圧やむくみが生じます。減塩はそれを防ぐのが目的なので、塩を選ぶなら、塩化ナトリウムが少ない天然塩がベターです。栄養成分表示の**「食塩相当量」[*2]が少ない製品**を確かめて選びましょう。塩化ナトリウムの一部を塩化カリウムに置き換えた**減塩ができる塩製品**が市販されており、ナトリウム減らしには有効ですが、慢性腎臓病のステージG3b以降で高カリウム血症が見られる人は、カリウム制限が必要なので注意しましょう。また、**食べるときはなるべく塩が直接舌に当たるようにして食べる**と、少量でも塩けを感じられます。

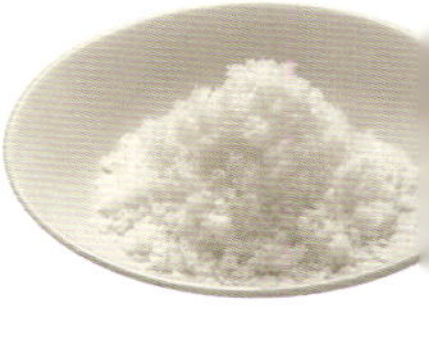

＊1「食塩」「並塩」は塩事業センター・日本塩協会、「精製塩」は塩事業センターの品質規格。食用塩公正取引協議会の規約では「天然塩」「自然塩」といった表記は定義があいまいであるとして認められていない。　＊2 食品に含まれるナトリウムがどれくらいの食塩に相当するかを表した数値。

しょうゆの選び方・使い方

よく使われるしょうゆには濃口しょうゆや薄口しょうゆがありますが、塩分量に大きな差はありません。むしろ色が薄くてしょっぱくなさそうに見える**薄口しょうゆのほうが塩分は少し多い**くらいです。

しょうゆは、**料理の上からかけるのはやめて、小皿に取って「つけて」食べる**など、使い方の工夫が大切です。**食卓にはしょうゆさしを置かない**ほうが使いすぎを防げます。あるいは、**1滴ずつ出せる容器**や**スプレー式の容器**なども市販されているので、これを使えば一度に使う量を減らせます。

しょうゆは和食に欠かせない調味料なので、塩分制限が必要な人のために、数十年前から、塩化ナトリウムの一部を塩化カリウムに置き換えた**減塩しょうゆ***が開発され、使われてきました。

ただし、慢性腎臓病（じんぞう）のステージG3b以降で高カリウム血症がある人はカリウム制限が必要なので、減塩しょうゆを利用するさいは医師に確認してからにしましょう。

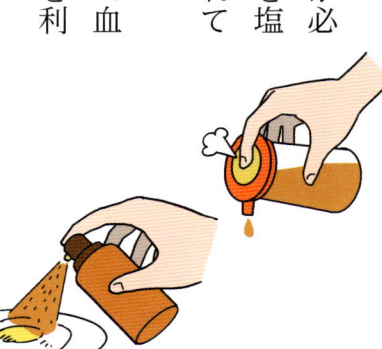

＊「減塩しょうゆ」と表示できるのは、100㌘中に食塩が9㌘以下の製品（食品表示法による）。

みその選び方・使い方

みその分類

こうじの原料による分類	味による分類
米	甘みそ
米	甘口みそ
米	辛口みそ
麦	甘口みそ
麦	辛口みそ
豆	

色の濃さはさまざま

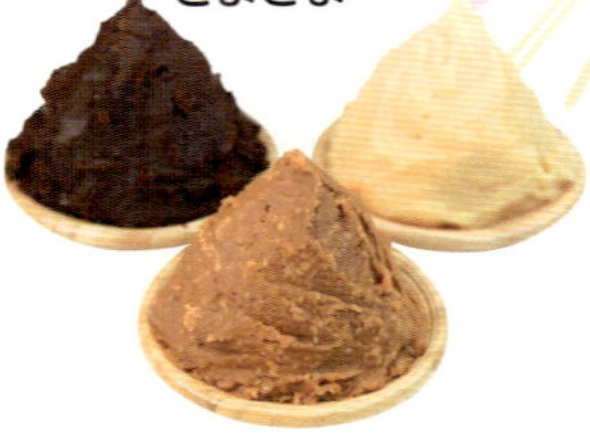

みそは製造に使われるこうじの原料によって「米みそ」「麦みそ」「豆みそ」の3種類と、これらを混ぜた「調合みそ」があり、種別はパッケージに表示されています。味で分けると「甘みそ」「甘口みそ」「辛口みそ」があり、色は発酵・熟成の条件により濃い赤からクリーム色までいろいろです。このうち**最も塩分が少ないのは米*こうじを使った甘みそで、ほかのみその50～67％の塩分量**です。

みそ汁は和食に欠かせませんが、みそは地域による違いが大きく、多様性があります。そのため、辛みそのみそ汁に慣れ親しんで育った人が、急に甘みそに替えるのは難しいかもしれません。

そこで、みそ汁の減塩ではみそを替えるより、**だしを効かせるのが重要**になります。しっかりだしを効かせれば、慣れ親しんだみそを替えずに量を減らしても、違和感なくおいしく感じられます。あるいは**具だくさんにして汁を減らせば**、みそ汁1杯当たりの塩分量が減らせます。

＊西京みそ、白みそと呼ばれることもある。

ぽん酢しょうゆの選び方・使い方

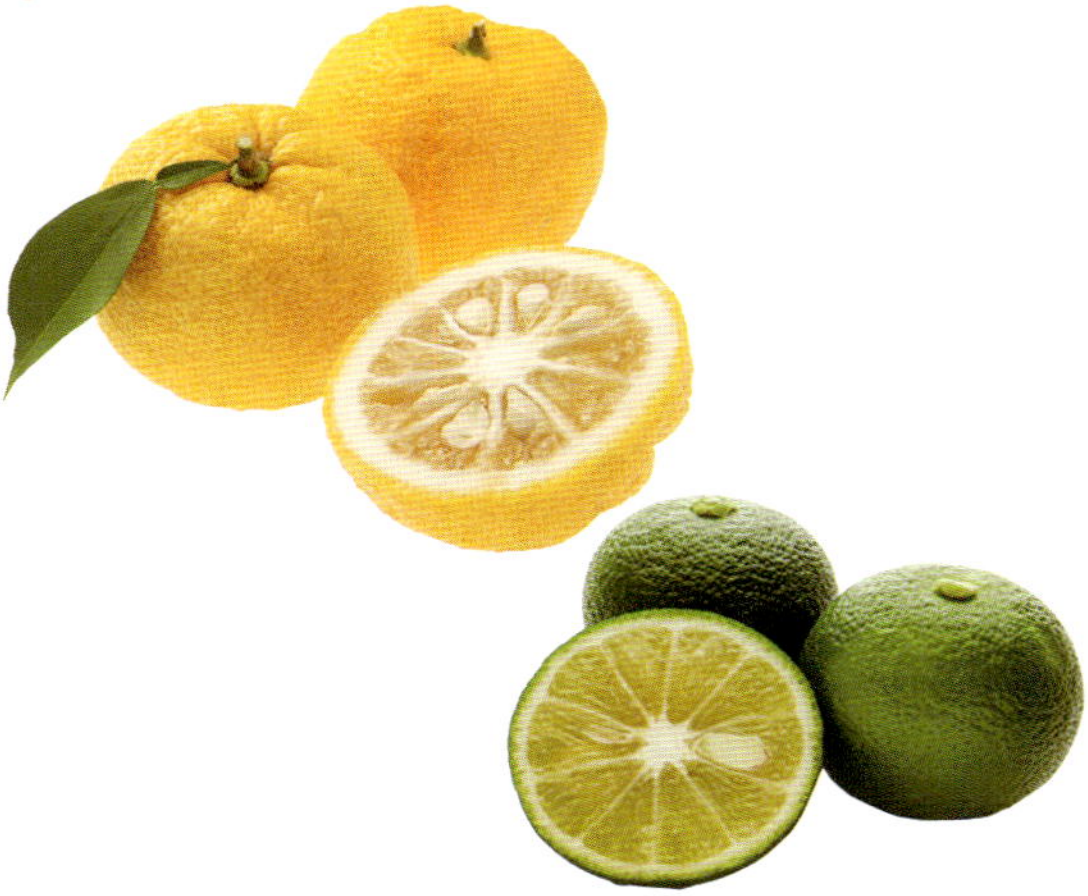

「ぽん酢」とは、酢にユズやスダチ、カボスなどの柑橘類の果汁を加えた調味料のことを指し、これにしょうゆを加えたものを**「ぽん酢しょうゆ」***といいます。しょうゆに酢、果汁を加えることで、**塩分量はしょうゆの2分の1程度**になります。柑橘類のさわやかな香りや酸味が加わり、塩分量が少なくても料理のおいしさが引き立つので、**しょうゆの置き換え調味料として最適**でしょう。

ぽん酢しょうゆをさらにぽん酢で割ると、塩分量をもっと減らすことができます。自分でさらにレモンやスダチなど好みの柑橘類をしぼった果汁を加えれば、フレッシュな香りで減塩でも料理がおいしく感じられます。慣れれば、鍋物やぎょうざのつけだれ、刺身などは、**ぽん酢や柑橘類の果汁と薬味だけでもおいしく食べられる**ので、ぽん酢しょうゆの代わりに使えば**塩分ゼロ**になります（107ページ参照）。

＊ぽん酢しょうゆを「ぽん酢」と略して表示している商品も多いので、栄養成分表示を確認してから利用する。

ソースの選び方・使い方

日常的によく使われる調味料のうち、ソースはしょうゆに比べれば塩分量が少ないほうです。しかし、使い方、食べ方には問題があるかもしれません。

コロッケ、目玉焼き、千切りキャベツなどにソースを使うとき、上からかける人が多いのではないでしょうか。しょうゆと同様、「かける」使い方は、使う量が多くなりがちです。めんどうでも**小皿に取って**少量を**「つける」**ようにしましょう。

ソースを**トマトケチャップに置き換える**方法もあります（90ページ参照）。**トマトケチャップは**甘めのコクのある味なので、ウスターソースの代わりに使うときは、**酢を加える**と、さっぱりした味にすることができます。

炒め物や焼きそば、お好み焼きなどでソースを使うさいは、野菜をたっぷり使い、ソースの量を減らすようにしましょう。**かつお粉**（**かつお節の粉**）**や煮干し粉**などうまみの出るものを一緒に炒めると、少量のソースでもおいしく仕上がります。

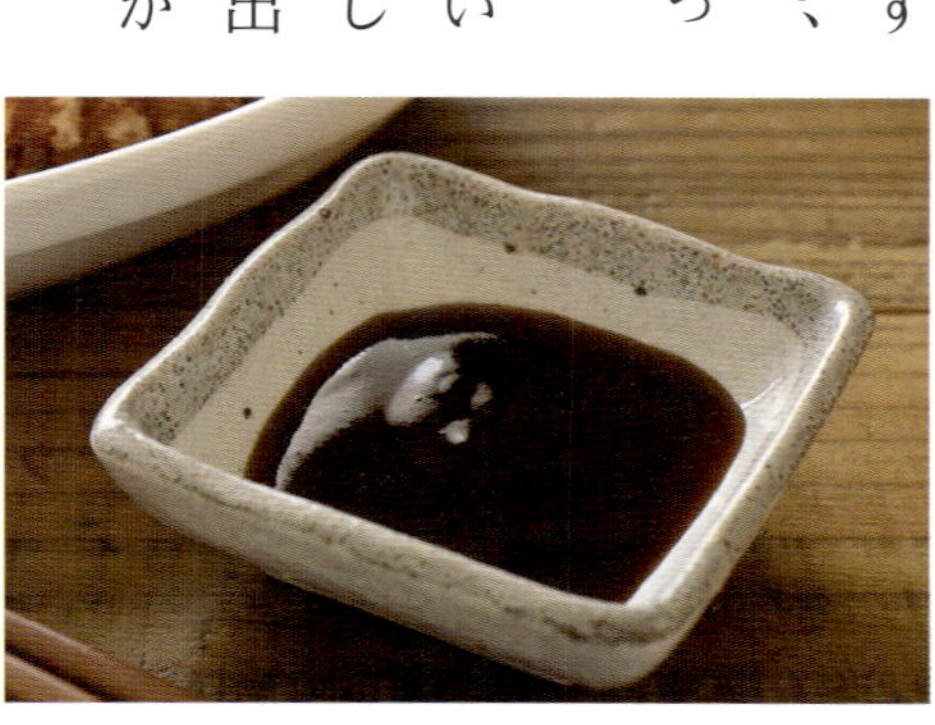

たれ・つゆの選び方・使い方

一般に**「たれ」**は、しょうゆやみそ、みりんなど、いろいろな調味料を合わせたとろみのある調味料をいいます。**「つゆ」**は、主に「めんつゆ」を指し、だしとしょうゆにみりんなどを合わせた調味料のことをいいます。

家庭でよく使われるたれには、焼き肉のたれやショウガ焼きのたれなどがあります。肉料理に使うなら、**肉にもみ込んで下味をつけるのはやめ、調理の最後に少量を加えるか、味つけせずに加熱した肉に、小皿に取ったたれを少量つけて食べましょう。すりおろしたリンゴやタマネギ、ダイコンなどを加えれば、さらに塩分を減らせます。**

めんつゆは麺料理以外にも使えて便利ですが、特に2倍、3倍に濃縮されたタイプを使うときは、きちんと量って、**パッケージに書かれた希釈率よりも薄くして使いましょう。**

そうめんなど麺類のつけ汁として使う場合は、規定の量で作っておいて、**豆乳や牛乳で2倍に割る**と、塩分2分の1でもコクが出ておいしくなります。

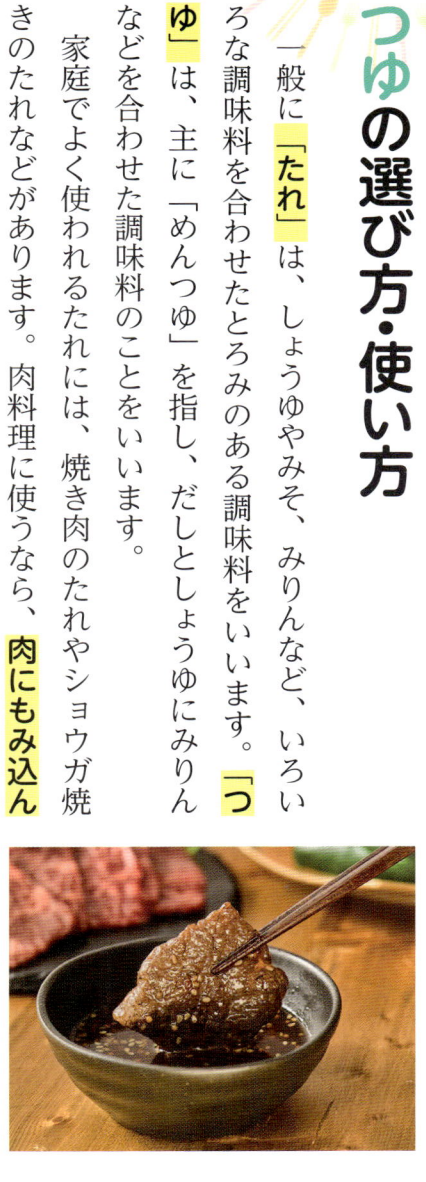

ケチャップ・マヨネーズの選び方・使い方

93ページの表にある**トマトケチャップ**の塩分量は一般的な市販品を調べた平均的な値で、実際に販売されている商品の中には、この数値の2分の1程度の商品や、食塩不使用の商品もあります。

マヨネーズも、減塩タイプの商品が市販されています。したがって、ケチャップやマヨネーズを選ぶときもほかの調味料を選ぶときと同様、塩分量や、塩化ナトリウムを塩化カリウムに置き換えているかなどを、栄養成分表示や原材料表示をよく見て選ぶことが大切です。

一般的な塩分量のケチャップやマヨネーズを利用するなら、**無糖ヨーグルトと1対1で混ぜれば、2分の1に減塩することもできます。**これに**おろしニンニク**を少々加えると、サラダや蒸し肉に合うオーロラソース風のソースになります。また、マヨネーズは100グラム当たり668キロカロリーもありますが、無糖ヨーグルトは同56キロカロリーなので、**カロリー減らし**にも役立ちます。マヨネーズのコレステロールが気になる場合は、コレステロールを減らす効果が期待できるアマニ油やエゴマ油を用いたマヨネーズを使うといいでしょう。アマニ油やエゴマ油に酢やハーブ塩を少量加えたものを使えば、さらにヘルシーです。（117ページ参照）。

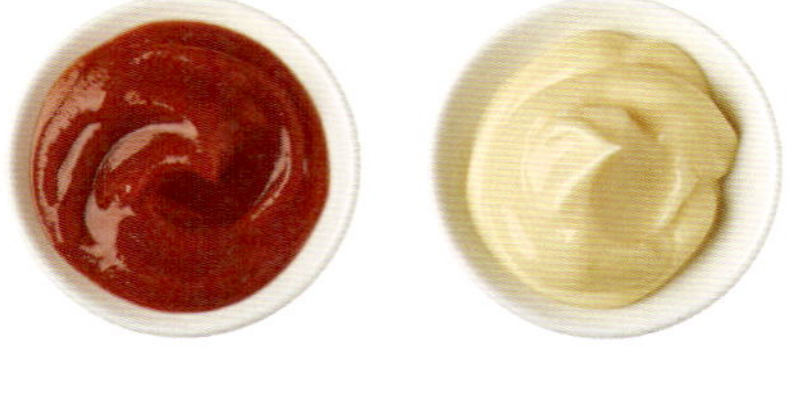

第8章

食卓を変える！

塩分に敏感な腎臓を守る！

しょうゆ・ソース・塩はNG！

食卓に常備してらくらく減塩！

「腎臓強化調味料セット」

徹底活用ガイド

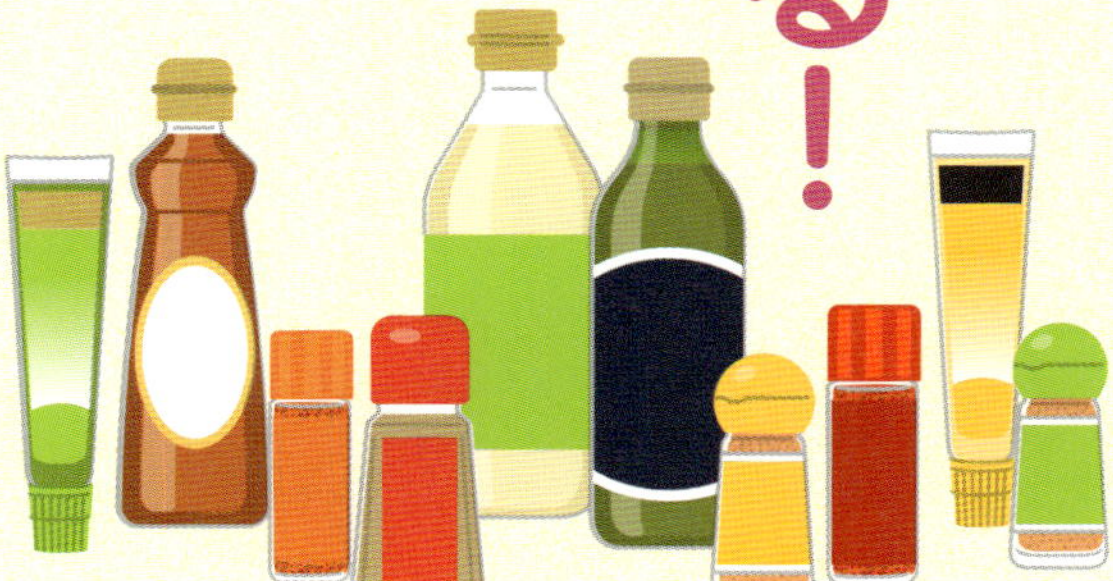

ゼロ塩調味料 1

一味唐辛子 七味唐辛子

唐辛子の辛み成分**カプサイシン**と塩味を同時に味わうと、わずかな塩味でもより強く感じられる効果があります。これを利用し、唐辛子を調味料として使えば、塩分を減らすことができます。

また、カプサイシンには嚥下（えんげ）（飲み込むこと）反射を促す神経伝達物質（サブスタンスP）の分泌（ぶんぴつ）を促進し誤嚥（ごえん）を防ぐ働きがあり、飲み込む力が弱い高齢者の**誤嚥性肺炎**の予防にも役立ちます。

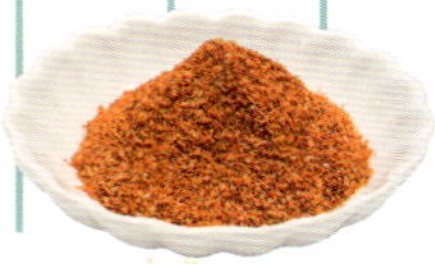

一味唐辛子	小さじ1杯 2グラム
エネルギー キロカロリー	8.2
たんぱく質 グラム	0.3
塩分 グラム	0
カリウム ミリグラム	54
リン ミリグラム	6.8
水分 グラム	0

ゼロ塩調味料 2

コショウ・ブラックペッパー

よく使われるコショウには白と黒があり、ブラックペッパーのほうが香りと辛みが強いといわれています。食卓にミルを置いてそのつど粒コショウをひけば、香りがさらにきわ立ちます。**肉や魚**に用いたり、**酢と合わせて餃子のつけだれ**にしたりと、香りと辛みで薄味でも食欲をそそる効果があります。

粉	小さじ1杯 2グラム
エネルギー キロカロリー	7.2
たんぱく質 グラム	0.2
塩分 グラム	0
カリウム ミリグラム	26
リン ミリグラム	3.2
水分 グラム	0.3

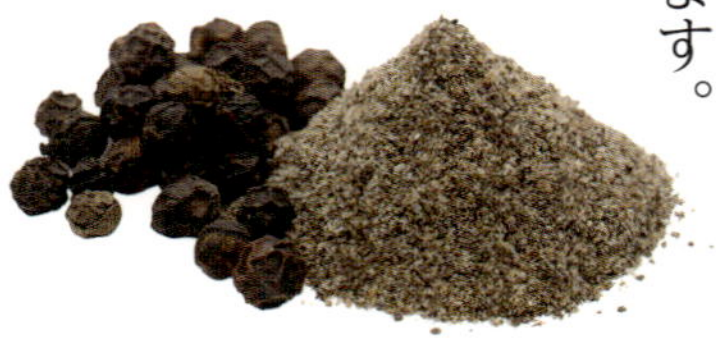

＊ 特に記載のない栄養成分は、「食品成分データベース」（文部科学省）をもとに計算。

ゼロ塩調味料 3

ラー油・ごま油・オリーブ油

「脂肪味」は第6の味覚として注目されており、ラー油・ごま油・オリーブ油など風味のある油を**冷や奴などに少し垂らす**と、辛みや香り、コクが加わり、無塩でもおいしく感じられます。食卓で少量使うだけなら、カロリーをそれほど気にせずにすみます。

小さじ1杯 4グラム	ラー油	ごま油	オリーブ油
エネルギー キロカロリー	26.6	35.6	35.8
たんぱく質 グラム	0	0	0
塩分 グラム	0	0	0
カリウム ミリグラム	0	0	0
リン ミリグラム	0	0	0
水分 グラム	0	0	0

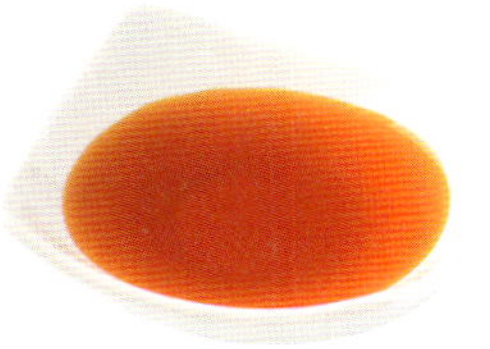

ゼロ塩調味料 4

カレー粉

さまざまなスパイスを調合したカレー粉には、ターメリック（ウコン）やクミン、コリアンダーなど、内臓の不調にいい漢方薬の材料と共通するものが多く含まれます。カレーライスに使うだけではなく、**サラダに振りかけたり、マヨネーズを混ぜて野菜スティックのディップにしたり**すれば、スパイスの香りを楽しみながら減塩できます。

小さじ1杯 2グラム	
エネルギー キロカロリー	6.8
たんぱく質 グラム	0.3
塩分 グラム	0
カリウム ミリグラム	34
リン ミリグラム	8
水分 グラム	0.1

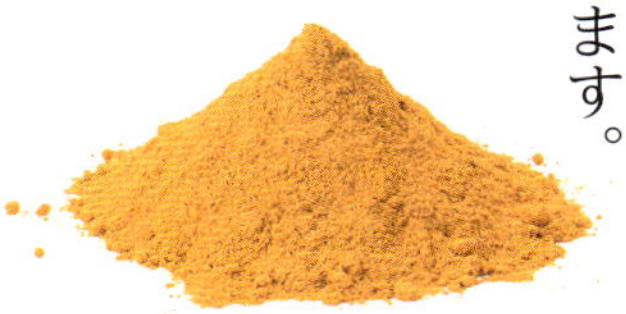

ゼロ塩調味料 5

クミン

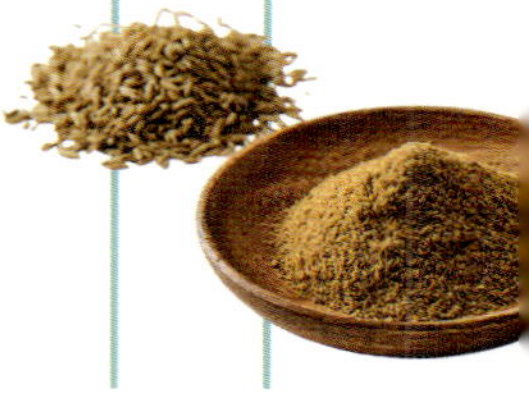

クミンはアジア各国や中東でも広く用いられ、カレーのスパイスとしても欠かせないスパイスです。

クミンのパウダーを食卓に常備して、ソテーした**鶏肉**や**羊肉**、**ズッキーニ**などに加えれば、エスニック風の一品に。**ゆで卵**や**スライストマト**、**千切りキャベツ**などが無塩では物足りないときにクミンパウダーをかけると、それだけでおいしい副菜になります。

粉	小さじ1杯 2グラム
エネルギー キロカロリー	7.5
たんぱく質 グラム	0.4
塩分 グラム	0
カリウム ミリグラム	36
リン ミリグラム	–
水分 グラム	–

＊USDAのデータより計算。「–」はデータなし。

ゼロ塩調味料 6

さんしょう

ピリッと辛いさんしょうは、和風スパイスの代表です。粉さんしょうはウナギにかけるイメージですが、**コハダやアジ、サバなど、青魚の焼き魚や酢締め**にもよく合います。卵豆腐や納豆に添えれば、香りと辛みの効果で、付属のたれを減らしてもおいしく食べられます。

粉	小さじ1杯 2グラム
エネルギー キロカロリー	7.5
たんぱく質 グラム	0.2
塩分 グラム	0
カリウム ミリグラム	34
リン ミリグラム	4.2
水分 グラム	0.2

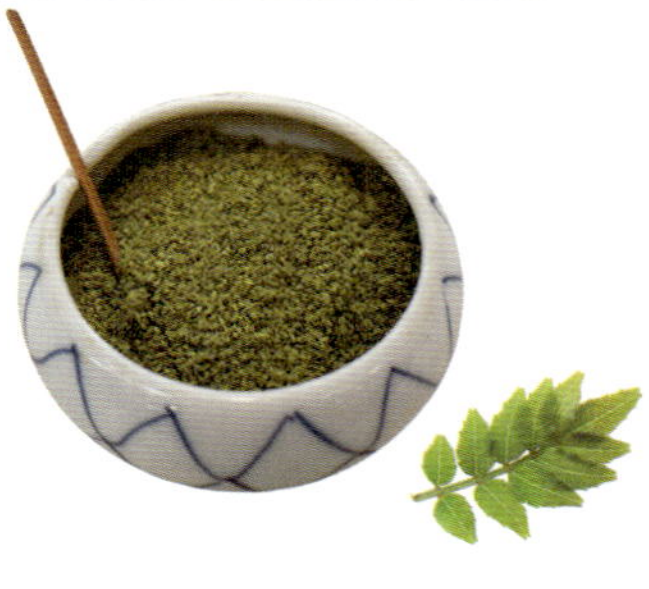

ゼロ塩調味料

7 バジル・パセリ

香りのいいバジルやほろ苦いパセリはトマトや肉と相性がよく、サラダなどにも応用範囲の広いハーブです。チーズの中では塩分やリンが少なく低カロリーなカテージチーズ*に振りかければ、たんぱく質もとれて、朝食にぴったりの一品になります。

粉 小さじ1杯 2グラム	バジル	パセリ
エネルギー キロカロリー	6.1	6.8
たんぱく質 グラム	0.4	0.6
塩分 グラム	0	0
カリウム ミリグラム	62	72
リン ミリグラム	6.6	9.2
水分 グラム	0.2	0.1

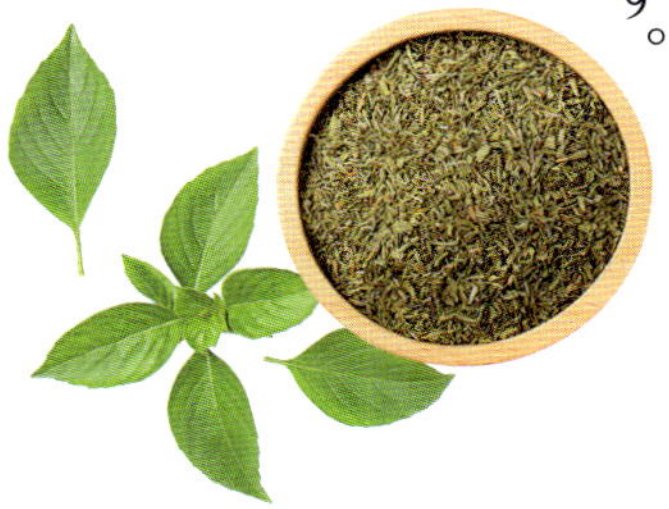

ゼロ塩調味料

8 かつお節・のり

かつお節の削り節や刻みのりの小袋を食卓に常備しておくと、料理が薄味でちょっと物足りないと思ったときに、さっと振りかけてうまみや香りをプラスするのに便利です。**納豆や豆腐など和食**のほか、**パスタやサラダなどにも使えます。**

約2グラム	かつお削り節	焼きのり
エネルギー キロカロリー	6.5	5.9
たんぱく質 グラム	1.5	0.8
塩分 グラム	0	0
カリウム ミリグラム	16.2	48
リン ミリグラム	13.6	14
水分 グラム	0.3	0

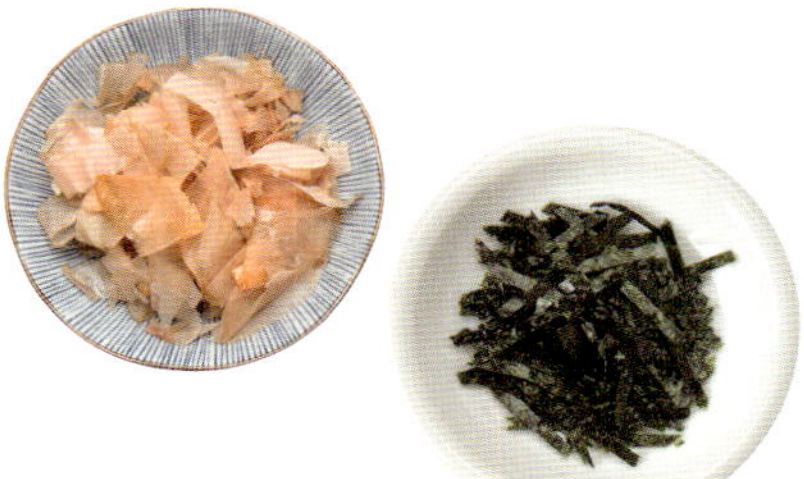

＊100グラム当たりのエネルギー・食塩相当量・リンはカテージチーズで各99キロカロリー・1グラム・130ミリグラム、プロセスチーズで各313キロカロリー・2.8グラム・730ミリグラム（文部科学省「食品成分データベース」による）。

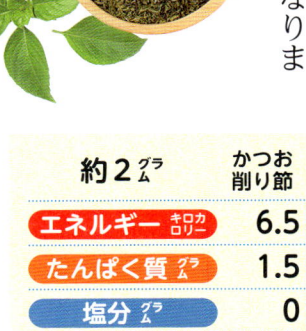

ゼロ塩調味料

9 酢

酢には食後血糖値の上昇を抑えたり、コレステロール値を下げたりといった効果もあり、**しょうゆさしに入れて食卓に常備**しておけば、料理にちょいがけすることができて便利です。穀物が原料の穀物酢、米酢、黒酢のほか、リンゴやブドウなどの果実を原料にした果実酢もあり、それぞれの風味の違いを楽しむのもいいでしょう。

穀物酢や米酢に昆布や干しシイタケを漬け込み、昆布酢、シイタケ酢を手作りするのもおすすめです。うまみのあるまろやかな酢が簡単にできるので、これを食卓に常備して使えば、スライストマトや千切りキャベツなどの調味料として、おいしい副菜ができます。

このほか、**果実酢は牛乳や豆乳で割るとヨーグルトドリンク風に**、**炭酸水で割ると夏向きのさわやかな飲み物**ができます。

大さじ1杯 15グラム	穀物酢	米酢	黒酢
エネルギー キロカロリー	3.8	6.9	8.1
たんぱく質 グラム	0	0	0.2
塩分 グラム	0	0	0
カリウム ミリグラム	0.6	2.4	7.1
リン ミリグラム	0.3	2.3	7.8
水分 グラム	14	13.2	12.9

	ブドウ酢	リンゴ酢	バルサミコ酢*
エネルギー キロカロリー	3.3	3.9	14.9
たんぱく質 グラム	0	0	0.1
塩分 グラム	0	0	0.02
カリウム ミリグラム	3.3	8.9	21.0
リン ミリグラム	1.2	0.9	3.3
水分 グラム	14.1	13.9	11.1

＊イタリアの特産で、ブドウの濃縮果汁を原料に長期熟成させた酢。サラダや肉料理に加えると、深みのある香りと甘みを楽しめる。

ゼロ塩調味料

10 ぽん酢

酢に多く含まれる酢酸（さくさん）はツンとする刺激臭がある一方でアミノ酸が含まれ、うまみがあります。ここに、香りがいいユズやカボス、スダチなどの柑橘（かんきつ）類の果汁を合わせて、両者のいいところを生かした調味料が**「ぽん酢」**です。**しょうゆが入っていないぽん酢は塩分ゼロ**で、**鍋物やぎょうざのつけだれ**のほか、**焼き魚にかけたりサラダに使ったり**と、さまざまな使い方ができるので、常備しておくと便利です。

大さじ1杯 15グラム	
エネルギー キロカロリー	3.0
たんぱく質 グラム	0
塩分 グラム	0
カリウム ミリグラム	–
リン ミリグラム	–
水分 グラム	–

＊メーカー公表のデータより計算。「–」はデータなし。

ゼロ塩調味料

11 レモン汁

レモン果汁はさわやかな香りと酸味が特徴で、脂の多い料理の調味料にすると、さっぱりと食べられます。**ソースを多く使いがちな揚げ物などは、レモン汁で食べると大幅に減塩**できます。**ボトル入りの果汁**も市販されているので、食卓に常備するといいでしょう。果汁だけでなく、よく洗ったレモンの皮をすりおろした物も、魚料理や肉料理の薬味にできます。

大さじ1杯 15グラム	
エネルギー キロカロリー	3.6
たんぱく質 グラム	0.1
塩分 グラム	0
カリウム ミリグラム	15
リン ミリグラム	1.4
水分 グラム	13.6

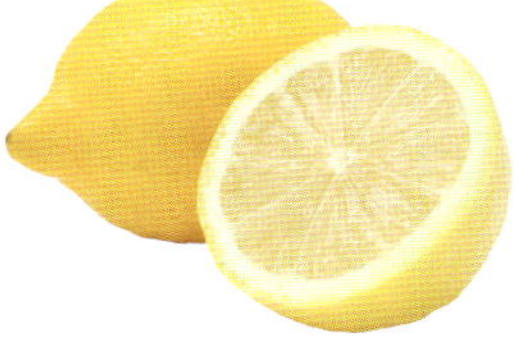

ゼロ塩調味料

12 黒ごま・白ごま

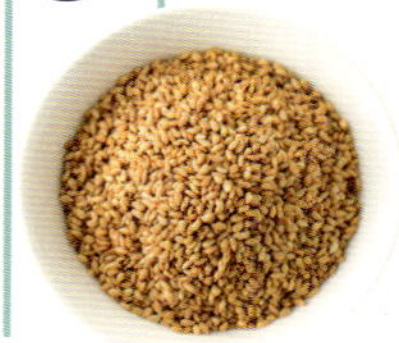

ごまの大きな魅力は香りです。ごま油を使ってもいいですが、油分なしで香りだけを楽しみたいときは、ごますり器や小さなすり鉢を利用して、そのつど食卓でごまをすって使えば、フレッシュな香りを楽しむことができます。**和え物や酢の物などに**ほんの少量ほしいだけなら、ごまをつまんで、指ですりつぶしながら振りかけてもいいでしょう。黒ごま・白ごまには栄養的な違いはほとんどありません。

いりごま 小さじ1杯 2.4グラム	
エネルギー キロカロリー	14.5
たんぱく質 グラム	0.5
塩分 グラム	0
カリウム ミリグラム	9.8
リン ミリグラム	13.4
水分 グラム	0

低塩調味料

わさび・からし

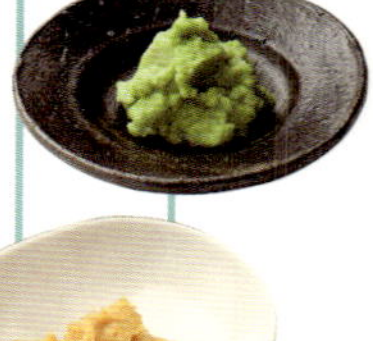

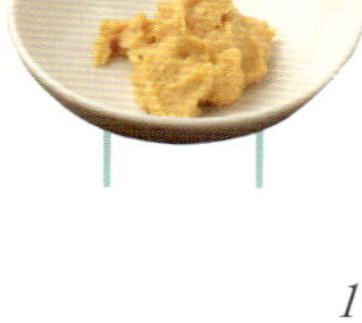

わさびやからしは**マヨネーズと合わせてサラダに使ったり、蒸し野菜や冷や奴(やっこ)のアクセントにしたり。焼いた肉につけたり**と、独特の香りや辛みを生かせば、減塩メニューの幅が広がります。生わさび、粉わさび、粉からしなどは塩分ゼロですが、チューブ入り練りわさび、練りからしには、保存のために食塩が添加されているので使いすぎに注意しましょう。

小さじ1杯 4グラム	練りわさび	練りからし
エネルギー キロカロリー	10.6	12.6
たんぱく質 グラム	0.1	0.2
塩分 グラム	0.2	0.3
カリウム ミリグラム	11.2	7.6
リン ミリグラム	3.4	4.8
水分 グラム	1.6	1.3

第9章

冷蔵庫を変える！

冷蔵庫・冷凍庫に常備！
使いたいときすぐ使える！
塩分なしでもここまでおいしくなる
「作り置きゼロ塩薬味」

ゼロ塩薬味 1

ショウガ・酢ショウガ

いろいろな食材に辛みや香りを添える薬味として使えるおろしショウガは、**冷蔵庫に常備**しておきましょう。

ショウガには血流促進作用や血圧上昇を抑える効果が認められています。これに降圧効果のある酢を合わせて、塩分ゼロの**「酢ショウガ」**を手作りしてみましょう。少し加熱してから酢に漬けることでショウガの辛みの角が取れ、食べやすくなります。**刺身の薬味**にしてしょうゆの使用量を減らしたり、**蒸し野菜や魚の湯煮（71ページ参照）に添えたり**と応用範囲が広いので、**作り置きして冷蔵庫に常備**しておくと便利です。黒酢やリンゴ酢などで作れば風味が変わり、さらにバリエーションが広がります。

ショウガ 中1個 50グラム	
エネルギー キロカロリー	14
たんぱく質 グラム	0.5
塩分 グラム	0
カリウム ミリグラム	135
リン ミリグラム	12.5
水分 グラム	45.7

酢ショウガの作り方

- ショウガ …… 中4個（200グラム）
- 酢（穀物酢） … 200〜300ミリリットル
- ハチミツ …… 大さじ1

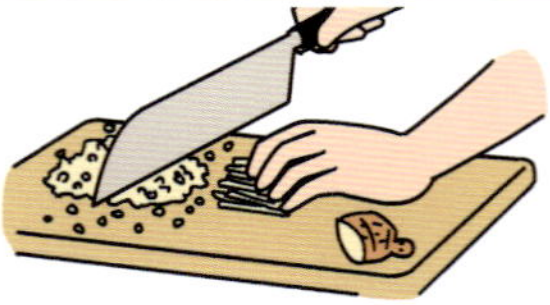

❶よく洗ったショウガは、皮をむかずにみじん切りにする。チョッパーなどを使うとらく。

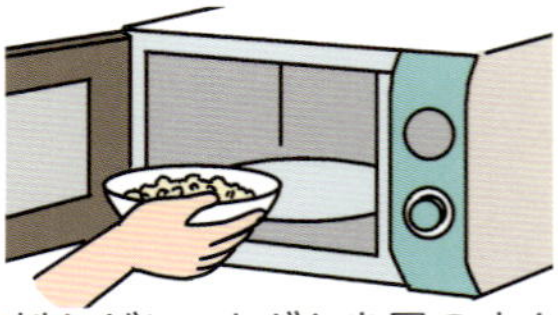

❷刻んだショウガと少量の水を耐熱容器に入れ、ラップをして、電子レンジ（600ワット）で1分30秒加熱。

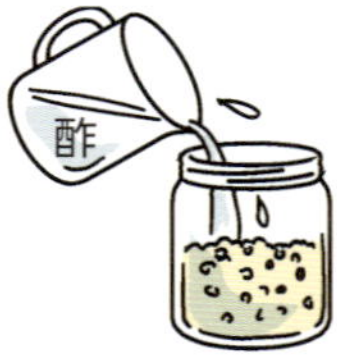

❸あら熱が取れたら密閉容器に移し、ショウガがすべて浸るように酢を注ぎ入れる。

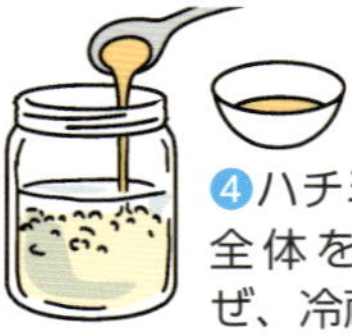

❹ハチミツを加えて全体を軽くかきまぜ、冷蔵庫で一晩漬ければでき上がり。冷蔵保存し、2〜3週間くらいで食べ切る。

＊ 特に記載のない栄養成分は、「食品成分データベース」（文部科学省）をもとに計算。

ゼロ塩薬味

② タマネギ・酢タマネギ

タマネギも常備したい薬味です。**みじん切りを冷蔵庫で常備**すれば、すぐに使えて便利です。ただし、**密閉容器に保存し、2〜3日で使い切り**ましょう。

血液をサラサラにしたり、過剰な活性酸素（9ページ参照）を抑えたりする成分が含まれるタマネギに、血流改善・降圧効果のある酢を合わせた手作りの**「酢タマネギ」**も、冷蔵庫に常備して毎日取り入れたいゼロ塩薬味です。麺（めん）類のつゆを薄味にして酢タマネギを添えると、タマネギの甘みやうまみが加わり、酢は塩味を引き立てる効果もあるので、減塩にぴったりの薬味になります。このほか、ワカメと混ぜて酢の物にしたり、オリーブ油などを加えてドレッシングにしたりと、使い方もいろいろです。

タマネギ	中1/2個 125グラム
エネルギー キロカロリー	41.3
たんぱく質 グラム	1.3
塩分 グラム	0
カリウム ミリグラム	187.5
リン ミリグラム	38.8
水分 グラム	112.6

酢タマネギの作り方

- タマネギ……中3個（750グラム）
- 酢（穀物酢）…400ミリリットル
- ハチミツ……大さじ1

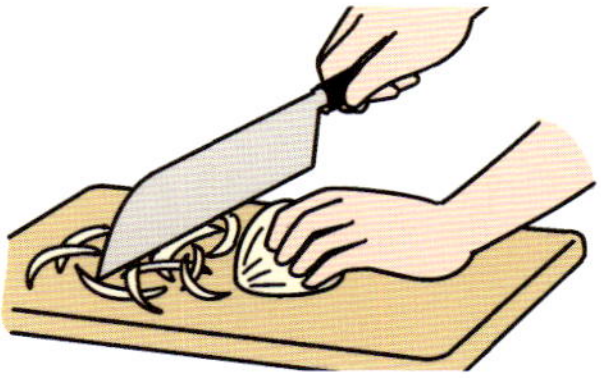

①洗って皮をむいたタマネギは、薄くスライスして、そのまま15分以上置く。

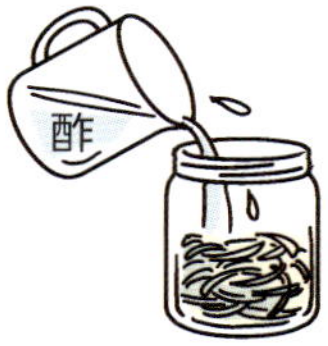

②密閉容器にタマネギを入れ、タマネギがすべて浸るように酢を注ぎ入れる。

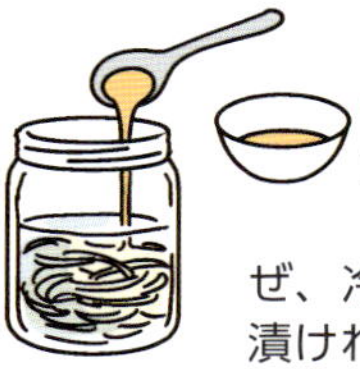

③ハチミツを加えて全体を軽くかきまぜ、冷蔵庫で一晩漬ければ、4〜5日で食べごろに。冷蔵保存し、2〜3週間くらいで食べ切る。

ゼロ塩薬味

③ネギ（万能ネギ、白ネギ）

ネギの香り成分の硫化アリルには、血液をサラサラにしたりコレステロールを減らしたりする効果があります。ネギ科のタマネギや、ニラ、ニンニクにも同様の成分が含まれますが、ネギのいいところは、ふだん使いの薬味として、ちょこちょこと取り入れやすいところです。**輪切りやみじん切りを冷蔵庫に常備し、汁物や冷や奴**（やっこ）などに少しずつ加え、毎日の減塩に役立てましょう。

小ネギ 5グラム	
エネルギー キロカロリー	1.3
たんぱく質 グラム	0.1
塩分 グラム	0
カリウム ミリグラム	16
リン ミリグラム	1.8
水分 グラム	4.6

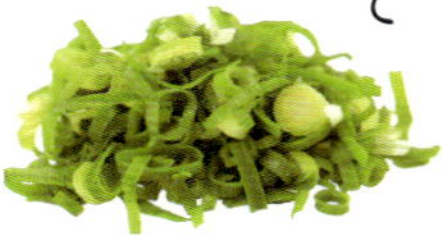

ゼロ塩薬味

④ニンニク

独特の香りが食欲をそそるニンニクは、ネギ同様、腎臓（じんぞう）にうれしい効果があります。ただし胃腸への刺激が強いので、**1日にとる量は、生なら5〜6グラム、加熱した物でも10グラム程度に**とどめましょう。みじん切りやおろしたものを保存するときは、**密閉袋に入れて冷凍庫**へ。チューブ入りのおろしニンニクには食塩が含まれているのでとりすぎに注意しましょう。

	生1片 10グラム	おろし 10グラム
エネルギー キロカロリー	12.9	17
たんぱく質 グラム	0.6	0.5
塩分 グラム	0	0.5
カリウム ミリグラム	51	44
リン ミリグラム	16	10
水分 グラム	6.4	5.2

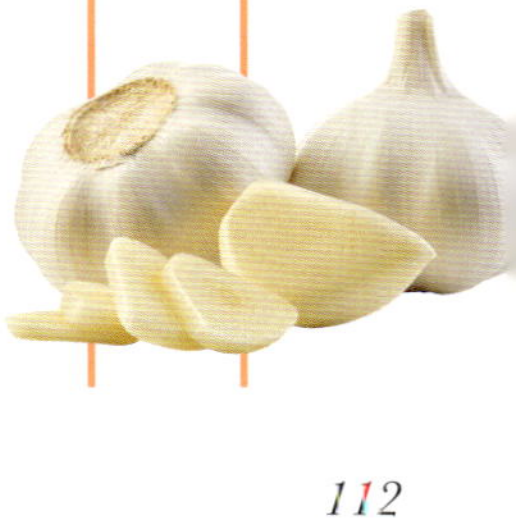

ゼロ塩薬味

5 大葉

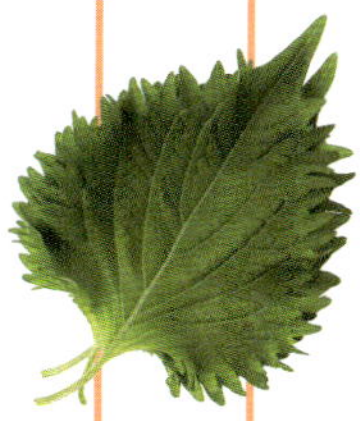

大葉が刺身のつまによく使われるのは、彩りや香りを楽しむためもありますが、含まれる成分による殺菌作用が期待できるからです。また、抗酸化力のあるポリフェノール（9ページ参照）やカロテン（73ページ参照）も豊富。**刻んで冷蔵庫に常備し、ドレッシングに加えたり、ごまと一緒にごはんや豆腐にふりかけたり**といろいろ応用できます。**焼いた肉や魚、刺身と一緒に**食べてもおいしくいただけます。

4枚 2グラム	
エネルギー キロカロリー	0.6
たんぱく質 グラム	0.1
塩分 グラム	0
カリウム ミリグラム	10
リン ミリグラム	1.4
水分 グラム	1.7

ゼロ塩薬味

6 ミョウガ

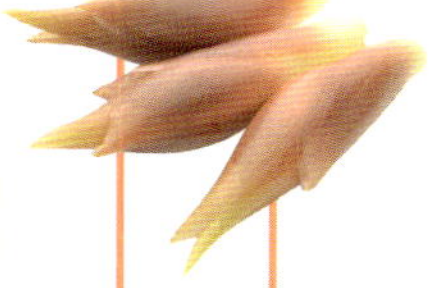

ミョウガは日本原産の香味野菜で、**刻んで麺（めん）類や豆腐の薬味に**するほか、みそ汁に散らしてもおいしく、応用範囲の広さも魅力です。酢との相性もいいので、**刻んで酢飯に混ぜたり、酢の物に加えたり、甘酢漬けにしたものを薬味に使ってもいい**でしょう。

みょうがの香り成分のα（アルファ）-ピネンという物質には、血流をよくしたり、食欲を増進させたりする効果があるといわれています。

中1個 10グラム	
エネルギー キロカロリー	1.1
たんぱく質 グラム	0.1
塩分 グラム	0
カリウム ミリグラム	21
リン ミリグラム	1.2
水分 グラム	9.6

ゼロ塩薬味

⑦ダイコンおろし

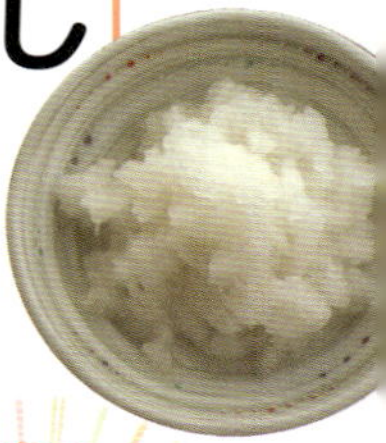

ダイコンに豊富に含まれるビタミンCは加熱すると壊れやすいので、おろして生で食べると効率よくとることができます。ダイコンの辛み成分には殺菌効果もあり、また、皮には抗酸化力のあるポリフェノールが多いので、辛みがそれほど気にならなければ、**皮のまま**おろすのがいいでしょう。辛みを利用すれば、**鍋物や焼き魚**などの減塩に役立ちます。**小分けにしてラップで包み、冷凍保存しておくと便利**です。

大さじ３杯 45グラム	
エネルギー キロカロリー	11.3
たんぱく質 グラム	0.3
塩分 グラム	0
カリウム ミリグラム	85.5
リン ミリグラム	8.6
水分 グラム	40.7

ゼロ塩薬味

⑧スプラウト野菜

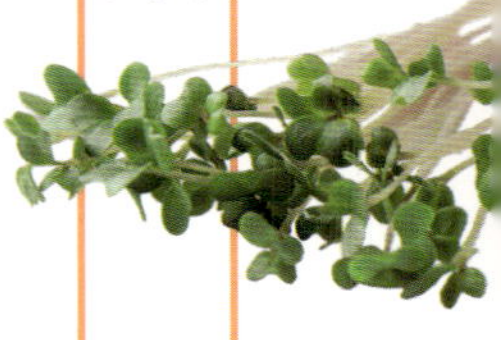

種から発芽したばかりの野菜には、生長に必要な栄養素が豊富で抗酸化力があるといわれます。かいわれなどのスプラウト野菜（発芽野菜）は、加熱せずにそのまま食べられるので、それぞれに個性のある辛みや香りが手軽に楽しめます。**冷蔵庫の野菜室に常備**しておき、**豆腐や鍋物、和え物の薬味**として活用するといいでしょう。

10グラム	かいわれ	ブロッコリースプラウト	切り三つ葉
エネルギー キロカロリー	2.1	1.8	1.6
たんぱく質 グラム	0.2	0.2	0.1
塩分 グラム	0	0	0
カリウム ミリグラム	9.9	10	64
リン ミリグラム	6.1	6	5
水分 グラム	9.3	9.5	9.4

第10章

米国の国立研究所が推奨する「心臓にいい食べ物」「腸にいい食べ物」など**腎臓を強める食べ物**教えます

心臓にいい食べ物は腎臓にいい食べ物！米国の国立研究所が推奨するのは血管への脂質の蓄積を抑える魚・豆・野菜・低脂肪乳製品

腎臓を守り強めるためには、**「心臓にいい食べ物」**が欠かせません。慢性腎臓病になると心筋梗塞や脳卒中などの心血管病を起こすリスクが高まりますが、反対に、心臓の働きが弱まっても、腎機能が低下してしまうからです。このような心臓と腎臓の密接な関係を**「心腎連関」**といいます。そのため、**米国の国立糖尿病・消化器・腎疾患研究所（NIDDK）**では、**慢性腎臓病のための正しい食事法として、「心臓にとって健康的な食べ物を選ぶこと」を推奨**しています。心臓や腎臓を守る食べ物選びで重要なのは、血管・心臓・腎臓に血液中の脂質の中性脂肪やLDL（悪玉）コレステロール[*1]が蓄積するのを防ぐことです。そこでNIDDKでは、**赤身肉、皮のない鶏肉、魚、豆、野菜、果物、低脂肪の乳製品**の摂取を主に推奨しています。

血液中のコレステロールには食事由来のものと、肝臓で合成されるものがありますが、多くは肝臓で合成されています。そして、合成のプロセスには食品の脂質を構成

＊1 血液中に含まれる脂質の中でもHDL（善玉）コレステロールには血管壁に付着したコレステロールを回収して肝臓に戻し、代謝を促す作用がある。

心臓にいい主な食べ物

EPA、DHAが多い食べ物（魚、魚油）

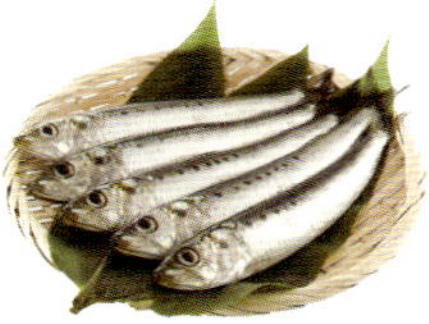

α-リノレン酸が多い食べ物（アマニ油、エゴマ油）

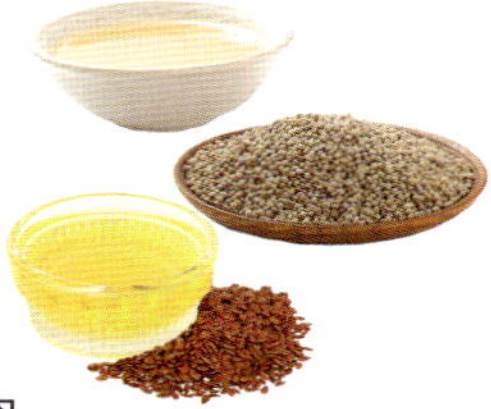

赤身肉や皮なしの鶏肉（飽和脂肪酸を減らす）

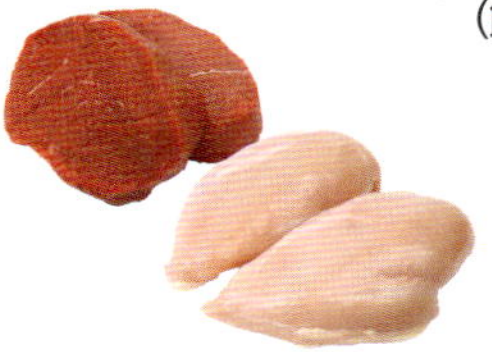

低脂肪の乳製品（飽和脂肪酸を減らす）

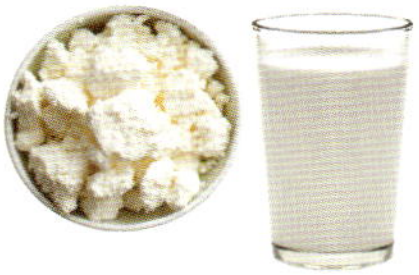

する「脂肪酸」の質が影響を与えます。

脂肪酸には飽和脂肪酸と不飽和脂肪酸があり、動物性の油脂（肉やハムの脂身、ラード、牛乳、バターやチーズなどの乳製品）には飽和脂肪酸が多く、植物性の*2油脂や魚に含まれる油には不飽和脂肪酸が多く含まれます。飽和脂肪酸は肝臓でのコレステロールの合成を促進し、不飽和脂肪酸は肝臓でのコレステロールの合成を抑える働きがあります。つまり、不飽和脂肪酸こそコレステロール減らしのカギといえるでしょう。

さらに不飽和脂肪酸の中でも**オメガ3脂肪酸**（**α**（アルファ）**-リノレン酸、EPA、DHA**）を多く含む**魚油**や**アマニ油・エゴマ油**などの油は、LDLコレステロールを抑え、中性脂肪を減らす作用があります。**オメガ3脂肪酸を多く含む油を1日1・6〜2・2**[*3]**グラム（小さじ1杯程度）を目安**に、意識してとるようにしましょう。

ただ、肉や乳製品に含まれる良質なたんぱく質もとりたいものです。肉ならば赤身肉や皮を除いた鶏肉にしたり、乳製品なら低脂肪乳やカテージチーズなど低脂肪の品を選べば脂肪が減り、飽和脂肪酸を減らすことができます。

＊2 オメガ3脂肪酸に対して、植物性油脂のうちサラダ油やゴマ油に含まれるリノール酸などのオメガ6脂肪酸は、体内でつくることができず食物からとる必要がある必須脂肪酸だが、とりすぎると体内で炎症反応を促進するとされる。＊3「日本人の食事摂取基準」2020年版（厚生労働省）より。

腎臓を守り強めるには血管を傷める活性酸素の害を抑えることが肝心で、皮つきリンゴ・緑茶・トマト・ブロッコリーが好適

腎臓（じんぞう）を守り強める食べ物の第2は、**「抗酸化力が強い食べ物」**です。

呼吸で体内に取り入れた酸素の一部は、攻撃性の強い**活性酸素**になります。活性酸素は免疫機能や細胞間伝達物質として働く一方で、**過剰になると細胞や血管を傷つけることから、腎臓を傷める原因になります。**抗酸化成分を多く含む食べ物には、このような**腎臓への活性酸素の害**を抑える作用があります。

野菜や果物に多い**ビタミンC**、ナッツ類や魚に多い**ビタミンE**にも抗酸化力がありますが、近年注目されているのは、植物が持つ**ファイトケミカル**（Phytochemical）と呼ばれる物質です。ファイトケミカルは、紫外線や昆虫、病原体などからみずからを守るために植物がつくる化合物のことをいい、人間が植物を食べ物として見るときには、**香り**や**渋み**、**色**などとして感じられます。

ファイトケミカルには何万もの種類がありますが、食品からとることができる主な

ポリフェノール、**含イオウ化合物**、**カロテノイド**です。

　ポリフェノールは代表的なファイトケミカルで、**赤ブドウ**や**リンゴの皮**などの赤い色素に含まれる**アントシアニン**、**大豆**に含まれる**イソフラボン**、**緑茶**の渋み成分である**カテキン**などがあります。含イオウ化合物には、**ニンニク**や**タマネギ**、**ネギ**、**ニラ**などの独特の香り成分のもとである**硫化アリル**や、**ブロッコリー**、**ブロッコリーの芽（ブロッコリースプラウト）**に含まれる**スルフォラファン**などがあります。カロテノイドでは**緑黄色野菜**に多い**カロテン**、**トマト**に多い**リコピン**、**ホウレンソウ**や**ブロッコリー**に多い**ルテイン**などが知られています（表参照）。

　これらの食べ物の中で、トマト、タマネギ、ブロッコリー、緑茶などは取り入れやすいので、日常的にとるといいでしょう。果物を食べるときは、ポリフェノールは皮に豊富なので、**皮ごと食べられるブルーベリーや赤ブドウ**、**皮つきのリンゴ**をよく洗って食べるのがおすすめです。

ファイトケミカルを含む主な食べ物

ポリフェノール	アントシアニン	赤ブドウ・リンゴの皮、ブルーベリー、赤ワイン
	イソフラボン	大豆
	フラボン	パセリ、ピーマン
	カテキン	緑茶、果実類、カカオ
	フラボノール	ブロッコリー、タマネギ
	フラバノン	柑橘類の果皮
カロテノイド	カロテン	緑黄色野菜
	リコピン	トマト、スイカ
	ルテイン	ホウレンソウ、ブロッコリー
含イオウ化合物	硫化アリル	ニンニク、タマネギ、ネギ、ニラ
	スルフォラファン	ブロッコリー ブロッコリースプラウト

腎臓の血管を傷める「糖化」を防ぐのも重要で、菓子パンやクッキー、揚げ物はさけ食前にキャベツやもやしを食べれば防ぐ効果大

腎臓（じんぞう）を守り強める食べ物の第3は、**「糖化を防ぐ食べ物」**です。

腎臓の毛細血管を傷める原因になるAGE（終末糖化産物）（40ジペー参照）は、加熱調理された食べ物から体内に入るほか、体内で過剰になった糖がたんぱく質と結びつく「糖化」によっても増え、蓄積されます。AGEは10年以上も体内にとどまる性質があるといわれるので、AGEが多く含まれる食べ物をなるべく取り入れないようにすることと、もう一つは、体内で増やさないことが重要です。

取り入れるAGEを減らすには、血糖値を上げる糖質の多い食べ物をとりすぎないことと、食品中のAGEが爆発的に増える揚げ物や炒め物などの高温調理をさけ、蒸し料理やゆで料理、あるいは可能な物は生で食べることが大切です（70ジペー参照）。また、加熱調理によってたんぱく質と糖が結びついたAGEが多く含まれる、パン、クッキー、揚げ物、ハンバーグ、ポテトチップスなどもさけましょう。

体内のAGEの量は、どれくらいの高血糖がどれくらいの期間続くかによって決まります。誰でも食事をしたり空腹になったりすることで血糖値が変動しますが、血糖値が非常に高い状態が長く続けば、AGEの蓄積も進みます。体内でなるべくAGEを増やさないようにするには、**糖質のとりすぎをさける**と同時に、**高血糖が長く続かないようにする**ことが大切です。

これをかなえる食べ物は、**食物繊維の多い食べ物**です。それも、食前にそれだけを食べるのがおすすめです。野菜などの食物繊維を食前にとると小腸が刺激され、GLP-1というホルモンが分泌（ぶんぴつ）されることで血糖値を下げるホルモン（インスリン）の分泌が促され、その後に糖質を含む食べ物を食べても血糖値が上がりにくくなり、食後高血糖も防げ、血糖値の変動をおだやかにすることができるからです（60ページ参照）。

このようなことから、AGEを増やさないためには、**ゆでキャベツ**や**千切りキャベツ**、**ゆでたもやし**など、食物繊維の多い食べ物を、**食前にたっぷり食べる**習慣をつけるといいでしょう。第8章のゼロ塩調味料や第9章のゼロ塩薬味を参考に、無塩・低塩でも飽きないよう、食べ方をいろいろと工夫してみましょう。酢酸（さくさん）には、糖質を分解する消化酵素の活性を低下させる働きもあるので、**酢**を加えれば、胃腸での糖の吸収が抑えられて血糖値の上昇を抑える効果がいっそう高まります。

腸にいい食べ物も腎臓にいい食べ物！体内に毒素を増やし腎臓を傷める万病のもと「便秘」を改善・解消する発酵食品・水溶性食物繊維も意識してとる

腎臓を守り強める食べ物の第4は、**「腸にいい食べ物」**です。腸と腎臓も密接な関係があり、腸が不調になると腎臓を傷める原因になります。このような関係を**「腸腎連関」**といいます。

中でも問題となるのは便秘です。便秘になると、腸内に悪玉菌がはびこりさまざまな毒素が発生します。これが、血液中に入って全身をめぐると体のあちらこちらで慢性炎症が起こり、糖尿病や高血圧、脂肪肝、がん、アレルギー、肌荒れ、シミなどさまざま病気や老化現象を引き起こすことが知られていますが、毒素をろ過して排出する**腎臓も大きな負担を強いられる**ことになります。実際に、**便秘の重症度が上がるほど、慢性腎臓病を引き起こすリスクも高まる**ことが報告されています。

便秘の人は、腎機能の低下を防ぐためにも、その改善・解消が急務です。具体的には、**ヨーグルト**や**納豆**、**酢**などの**発酵食品**をよく食べる（漬け物やキムチは塩分のとりすぎに注意）とともに、腸内細菌のエサとなる**オリゴ糖**や**食物繊維**をとるのがいいでしょう。

中でも、ヌルヌル・ネバネバとしていて日々の食生活で不足しがちな**水溶性食物繊維**をしっかりとることが重要です。左の表にないものでも、**昆布**、**モズク**や**メカブ**などの海藻類、**寒天**、**ナメコ**、**キクイモ**、**もち麦**などに豊富なので、これらの食品も積極的にとるようにしましょう。

水溶性食物繊維が多い食品

（単位：グラム／可食部100グラム当たり）

カットワカメ（乾）	39.1
乾燥ワカメ（素干し）	29.5
白キクラゲ（乾）	19.3
ラッキョウ（生）	18.6
青汁（ケール）	12.8
ワラビ（干しワラビ／乾）	10.0
エシャレット（生）	9.1
アマニ（煎り）	9.1
サトイモ（冷凍）	5.0
大麦（押麦／乾）	4.3
乾燥ワカメ（素干し／水戻し）	4.3
ジャガイモ（皮つき／生）	4.1
チアシード（乾）	3.8
ジャガイモ（皮なし／生）	3.6
カットワカメ（沸騰水で短時間加熱）	3.2
糸引き納豆	2.7
ゴボウ（ゆで）	2.7
サツマイモ（蒸し切干）	2.6
小豆（乾）	2.4
きなこ（青大豆／脱皮大豆）	2.1
そば（半生そば）	1.9
蒸し大豆（黄大豆）	1.9
オクラ（ゆで）	1.7
さやいんげん（ゆで）	1.6
そば（生）	1.6
ニンジン（冷凍／油いため）	1.5
グリンピース（冷凍）	1.5
大麦（押麦／めし）	1.5
大豆（黄大豆／乾）	1.5
ニンジン（冷凍／ゆで）	1.5

「食品成分データベース」（文部科学省）をもとに、日常よく食べる食品を選定。

コラム

最新トピック
知っておきたい腎機能と酸素の関係

ここまで述べてきた食べ物選びとともに、腎臓(じんぞう)を守り強めるために重要なこととしてぜひお伝えしておきたいのが、専門家の間で最近特に注目されている「腎臓と酸素」の関係についてです。

血液中の老廃物をろ過して排出する腎臓は常に多くのエネルギーを必要としていて、体重の1%にも満たない小さな臓器でありながら、腎臓は体内の酸素の実に30%を消費することが知られています。この１点だけでも、腎臓が生きていくうえでどれだけ重要な役割を果たしているのかがわかるでしょう。

腎臓がなんらかの原因で酸素不足に陥ると、腎機能が急激に低下してしまうことが知られています。例えば、慢性腎臓病の患者さん（保存期）の65%に、呼吸が一時的に止まる睡眠時無呼吸症候群が認められるという報告があります。貧血や糖尿病が腎臓の低酸素状態の原因になることも指摘されています。実際に、私たち人間が呼吸を意図的に数十秒止めるだけでも苦しさを感じるように、腎臓を構成し腎臓の働きを担っている細胞も、酸素不足になると十分に働けなくなってしまいます。一時的な酸素不足ならまだしも、こうしたことが断続的かつ慢性的にくり返されると、腎臓には深刻なダメージとなり、腎機能低下の大きな引き金になると考えられているのです。

では、腎臓を酸素不足から守るために私たちはどうすればよいのか、原因となる貧血や睡眠時無呼吸、COPD（慢性閉塞(へいそく)性肺疾患）などの病気があれば、その治療をするのが先決でしょう。それとともに、有力な手段の一つとして注目されているのが、次の章から紹介する運動療法です。適度な運動を行うことによって、日常生活で必要な筋力を維持するとともに、酸素をしっかり取り込んで血流をよくする、そうすれば、腎臓にも十分な血液と酸素が行き届くことになり、その働きを保つことにつながると考えられます。すなわち運動療法は、腎臓の慢性的な酸素不足を補ううえでも非常に重要な対策になりうるのです。

次からの記事で、腎臓の運動療法「腎臓リハビリテーション」についてくわしく説明していきます。食べ物選びと併せてぜひ実践してみてください。

第11章

食べ物選びとともに大事にしたい運動選び！軽い「食前の高効率筋トレ」と「食後の有酸素運動」が腎臓を守り強める秘訣

腎機能強化に安静は逆効果！
食前・食後の「腎臓リハビリ」で腎機能を向上！
心臓病も脳卒中も防止！透析も防げる！寿命も延びる！

かつて慢性腎臓病の人は、運動すると尿たんぱくが増えて腎機能が低下するからと、「安静第一」が常識とされていました。しかし私は、安静ばかりでは患者さんが弱るいっぽうであることに疑問を抱き、20年以上にわたる研究の結果、運動後に現れる尿たんぱくは一過性であり、**適度な運動には腎機能をむしろ改善させる顕著な効果がある**ことを突き止めました。

当時の常識を覆す研究でしたが、今では運動を習慣化することで腎機能が改善し、人工透析の導入を先送りできることが広く認知されるようになりました。日本腎臓学会の「ＣＫＤ診療ガイドライン

運動療法で腎機能が改善

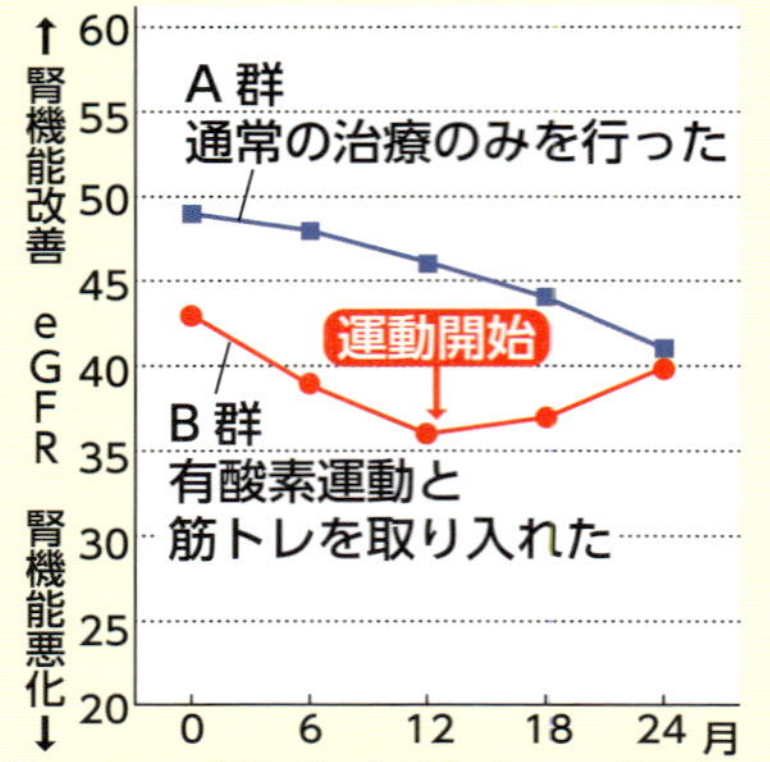

(Greenwood SA, Koufaki P, Marcer TH et al. Am J Kidney Dis. 2015)

イギリスの試験では、18人のステージG3〜G4の患者さんを、通常の治療のみ（A群）と、有酸素運動と筋トレを取り入れる群（B群）に分けた。軽い運動を導入したB群ではクレアチニン値が下がり、腎機能（eGFR）が有意に改善した。

２０２３」でも、日常的な運動はたんぱく尿の増加やｅＧＦＲの低下につながることはなく、腎機能やＱＯＬ[*1]の改善をもたらす可能性があるとして、**できる範囲で運動を行うよう推奨**しています。そして、日本のみならず欧米各国でも、慢性腎臓病に対する運動療法が広く行われるようになりました。

軽い体操、筋トレ、ウォーキングを組み合わせた運動療法**「腎臓リハビリ」**（次ジペー以降を参照）は、東北大学病院やその協力施設で慢性腎臓病の運動療法として実施され、**どのステージでも有効**であることが確かめられています。状態が安定していれば、人工透析中の患者さんでも運動は可能で、透析の効率がよくなる効果があります。

腎臓リハビリは、体への負担が小さく、誰もができるやさしい運動です。食前・食後に、日常生活のちょっとした動作のついでに、習慣化して気楽に行うことが長続きさせるコツです。

運動療法の効果

1. 酸素摂取量が増える
2. 心臓の機能が高まる
3. 自律神経の働きが改善する
4. 低栄養状態が改善する
5. 貧血が改善する
6. 睡眠の質がよくなる
7. 不安・うつが改善する
8. QOL（生活の質）が改善する
9. ADL（日常生活動作）が改善する
10. 前腕静脈が広がる（透析がスムーズになる）
11. 透析の効率がよくなる
12. 死亡率が低下する

【運動をさけるべき人】重度（Ⅲ度）の高血圧、糖尿病で250ミリグラム／デシリットル以上の高血糖、急性腎炎、急激に腎機能が悪化している、心臓病（心不全・狭心症など）で状態が不安定

- ネフローゼ症候群、慢性糸球体腎炎の人は、症状が落ち着いてから主治医と相談が必要

＊1 QOL=Quality Of Life（生活の質）。

暮らしの中でちょこっと行う「腎臓体操」

【主な目的】①意識して体を動かすことに慣れ、筋トレ中やウォーキング中の思わぬ事故やケガを防ぐ。②足腰を鍛え、全身のコンディションを整えて、筋トレやウォーキングの腎臓活性効果を高める。③腎臓に酸素や栄養を行き渡らせ、腎臓の細胞を守る。

かかとの上げ下げ

効果 かかとの上げ下げでふくらはぎの筋肉が伸縮し、全身に新鮮な酸素や栄養が送られて、腎臓の働きを高められる。
息を止めずにゆっくりと行うのがポイント。

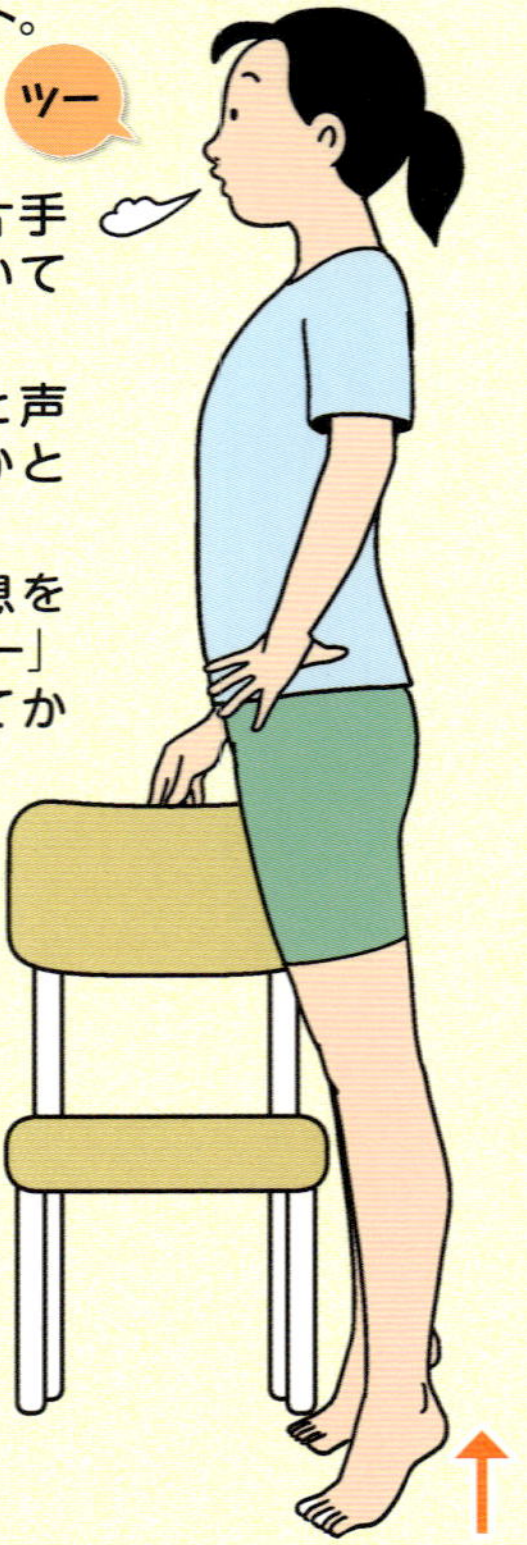

1. しっかりしたイスの背などに片手でつかまり、両足を肩幅に開いて立つ。
2. 呼吸を止めないよう「ツー」と声を出しながら、５秒かけてかかとをゆっくり上げる。
3. かかとを上げきったところで息を吸い、呼吸を止めないよう「ツー」と声を出しながら、５秒かけてかかとをゆっくり下げる。

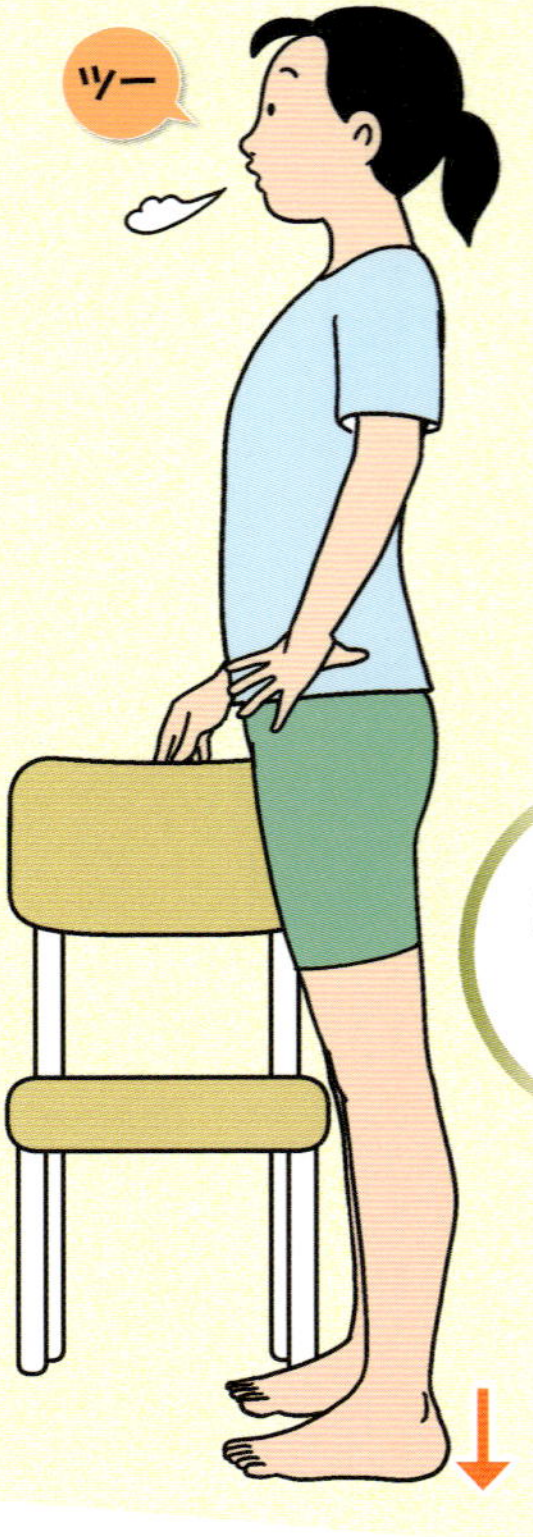

②〜③を
３回行って
１セット
約１分

朝・昼・晩
３セットが目標。
できなければ
１日１セットでもOK。

ばんざい

効果 肩まわりの筋肉を動かし、前かがみ姿勢などで萎縮しやすい胸や背中の筋肉を伸ばす。全身に新鮮な酸素や栄養を送り、腎臓の働きを高める。

❶ 両足を腰幅に開いて立ち、両手は体の両側に下ろす。

❷ 鼻からゆっくりと息を吸う。

❸ 呼吸を止めないように「ツー」と声を出しながら、5秒かけて両腕を「ばんざい」するように上げる。

❹ いったん息を吸った後、口から息を吐きながら、5秒かけて両腕をもとの位置に戻す。

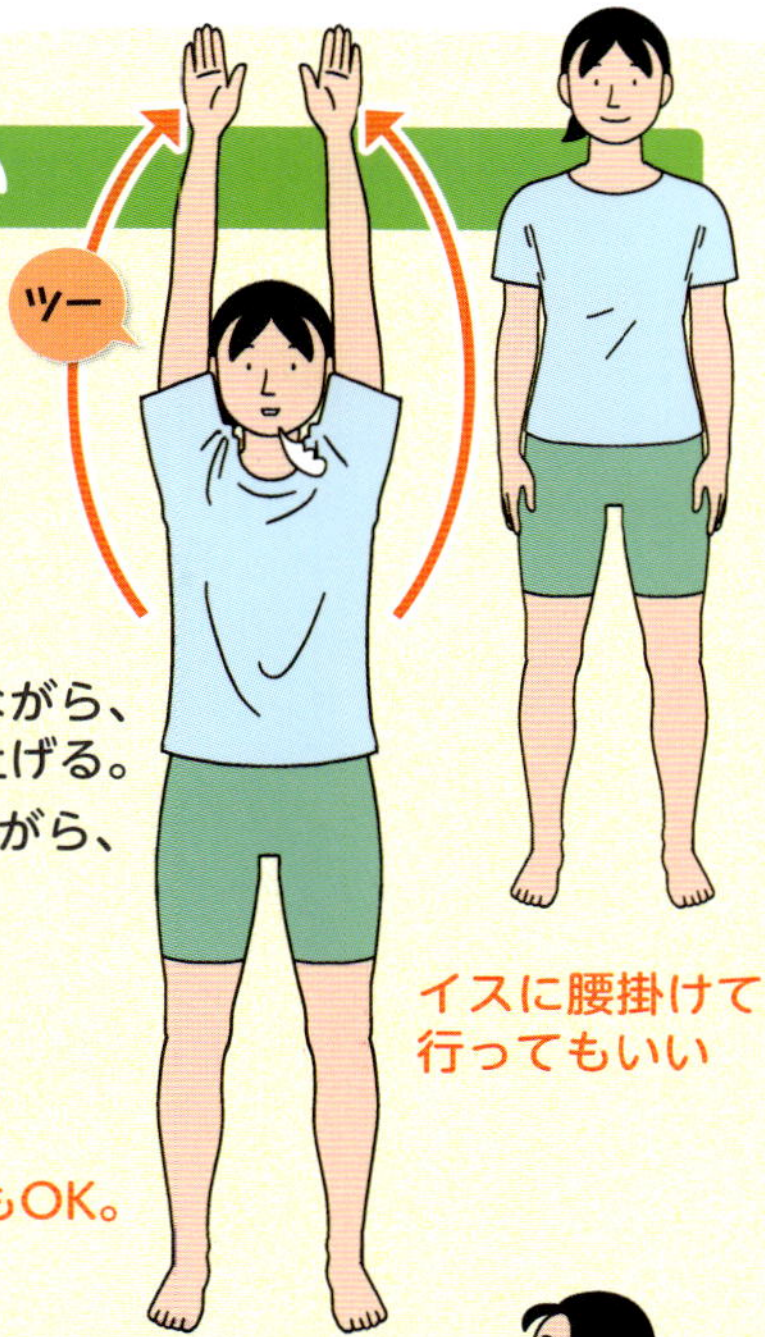

イスに腰掛けて行ってもいい

❷〜❹を3回行って1セット **約1分**

朝・昼・晩 3セットが目標。できなければ1日1セットでもOK。

ミニスクワット

効果 歩行に必要な下半身の筋肉を鍛え、血流をよくして全身に新鮮な酸素や栄養を送り、腎臓の働きを高める。体のバランスを取ることで体幹筋（胴体の筋肉）を鍛える。

❶ 両手を腰に当てて両足を肩幅に開き、浅い中腰の姿勢で立つ。ひざと爪先は正面に向ける。グラつく場合は、体の正面にイスを置き、背に両手でつかまって体を支える。

❷ 呼吸を止めないよう「ツー」と声を出しながら、5秒かけて中腰まで腰を落とす。

❸ 鼻から息を吸いながら、5秒かけてひざを伸ばし、❶の姿勢に戻る。

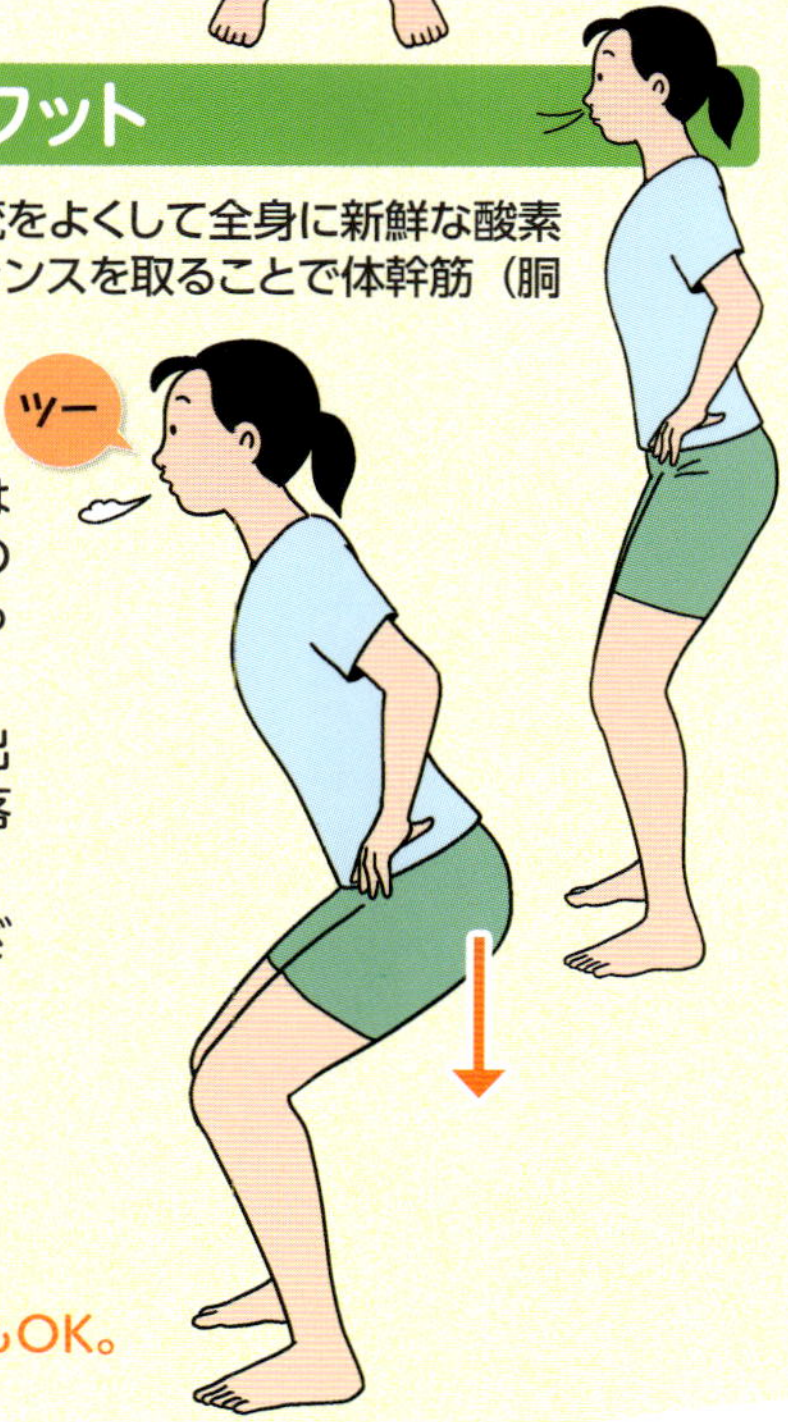

❷〜❸を3回行って1セット **約1分**

朝・昼・晩 3セットが目標。できなければ1日1セットでもOK。

腎臓リハビリ❷

食前に行う「らくらく高効率筋トレ」

【主な目的】①腎臓に酸素や栄養を行き渡らせ、腎臓の細胞を守る。②全身の筋肉量を増やし、病気に対する抵抗力をつける。③日常生活動作をらくにし、慢性腎臓病の治療に前向きに取り組む体力をつける。

運動によって傷んだ筋線維は、運動後24時間の間に修復され、その過程で強くなっていく。２日連続で同じ筋トレは行わず、１日以上間を置くこと。

片足立ち

効果 歩行に必要なお尻の筋肉を鍛えるとともに、足を持ち上げるための筋肉も鍛える。

❶壁を右にして立ち、壁に右手をついて背すじを伸ばす。左手は腰に当てる。

❷呼吸を止めないように「ツー」と声を出しながら、５秒かけて左ひざを腰の高さまで持ち上げる。

❸鼻から息を吸いながら、左足を後ろに５秒かけてけり出すように伸ばす。

❹呼吸を止めないように「ツー」と声を出しながら、足をゆっくりと床に下ろして❶の姿勢に戻る。

❺右足も同様に行う。

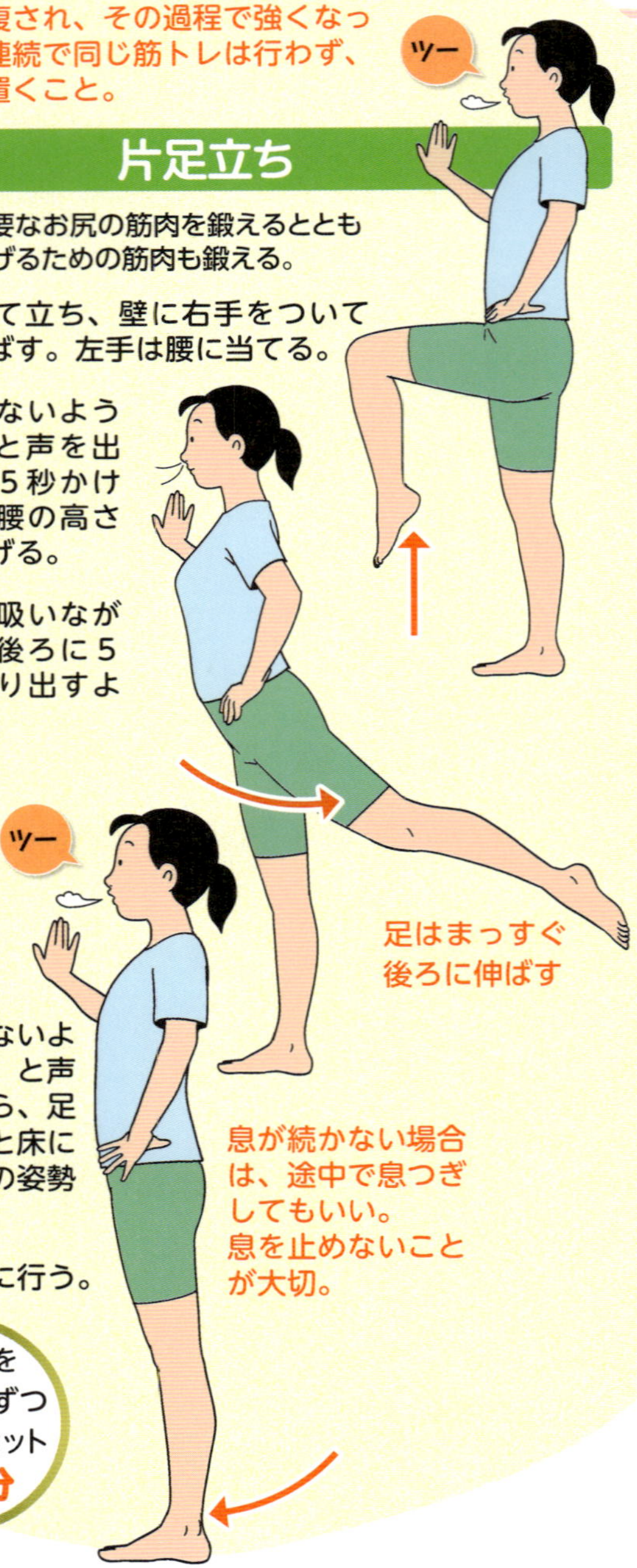

ツー
足はまっすぐ後ろに伸ばす
ツー
息が続かない場合は、途中で息つぎしてもいい。息を止めないことが大切。

❷～❹を左右２回ずつ行って1セット **約１分**

お尻上げ

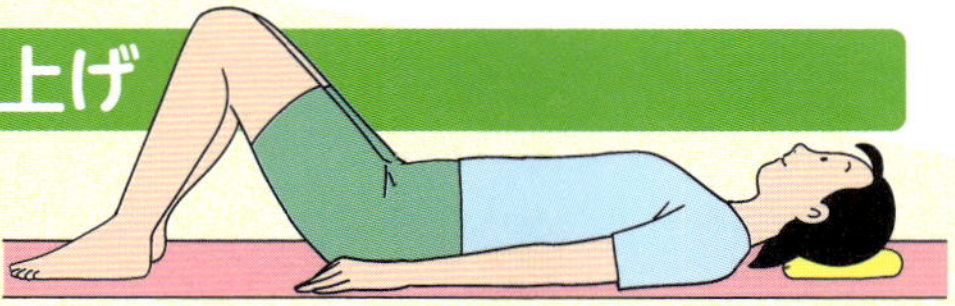

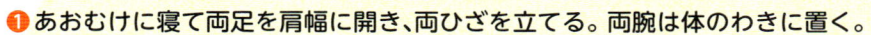

効果 歩行に必要なお尻の筋肉を鍛えるとともに、体幹筋（胴体の筋肉）を鍛え、歩くときの姿勢を安定させる。

❶あおむけに寝て両足を肩幅に開き、両ひざを立てる。両腕は体のわきに置く。

❷呼吸を止めないように「ツー」と声を出しながら、5秒かけてゆっくりとお尻を持ち上げ、10秒間キープ。

❸鼻から息を吸いながら、5秒かけてゆっくりとお尻を下ろし、❷の姿勢に戻る。

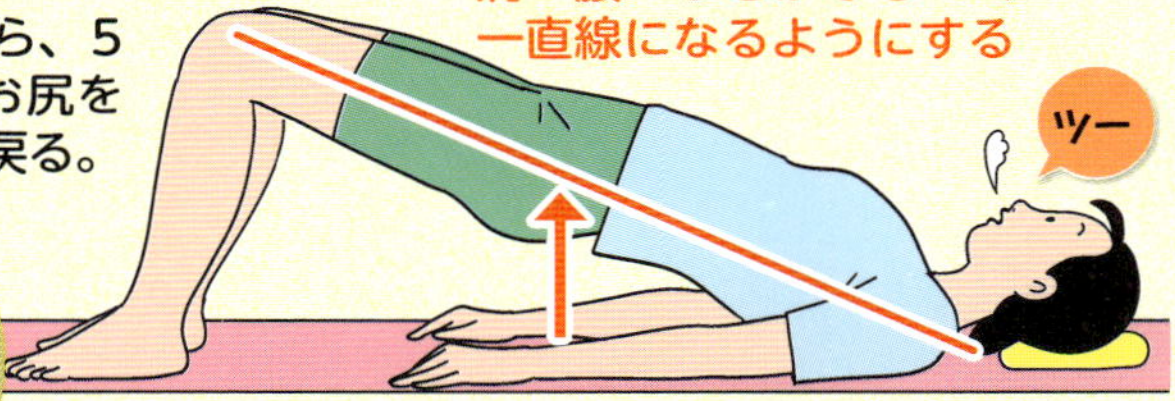
肩・腰・ひざがなるべく一直線になるようにする
ツー

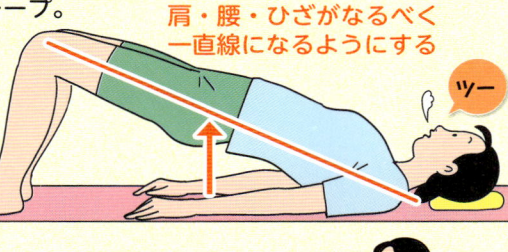

❷～❸を
3回行って
1セット
約1分

ひざ胸突き

効果 腹筋を鍛えると同時に、歩行に必要な足を持ち上げる筋肉（腸腰筋）も鍛える。

❶床に座って両足を伸ばす。両腕を支えにして体をやや後方へ倒し、両腕で体を支える。

❷左足を伸ばしたまま太ももから持ち上げ、やや浮かせる。

❸呼吸を止めないように「ツー」と声を出しながら、5秒間かけて、浮かせた足をゆっくり胸に引き寄せて1秒間キープ。

❹息を吸いながら、5秒間かけてゆっくり足を前に伸ばし、❶の姿勢に戻る。

❺右足も同様に行う。

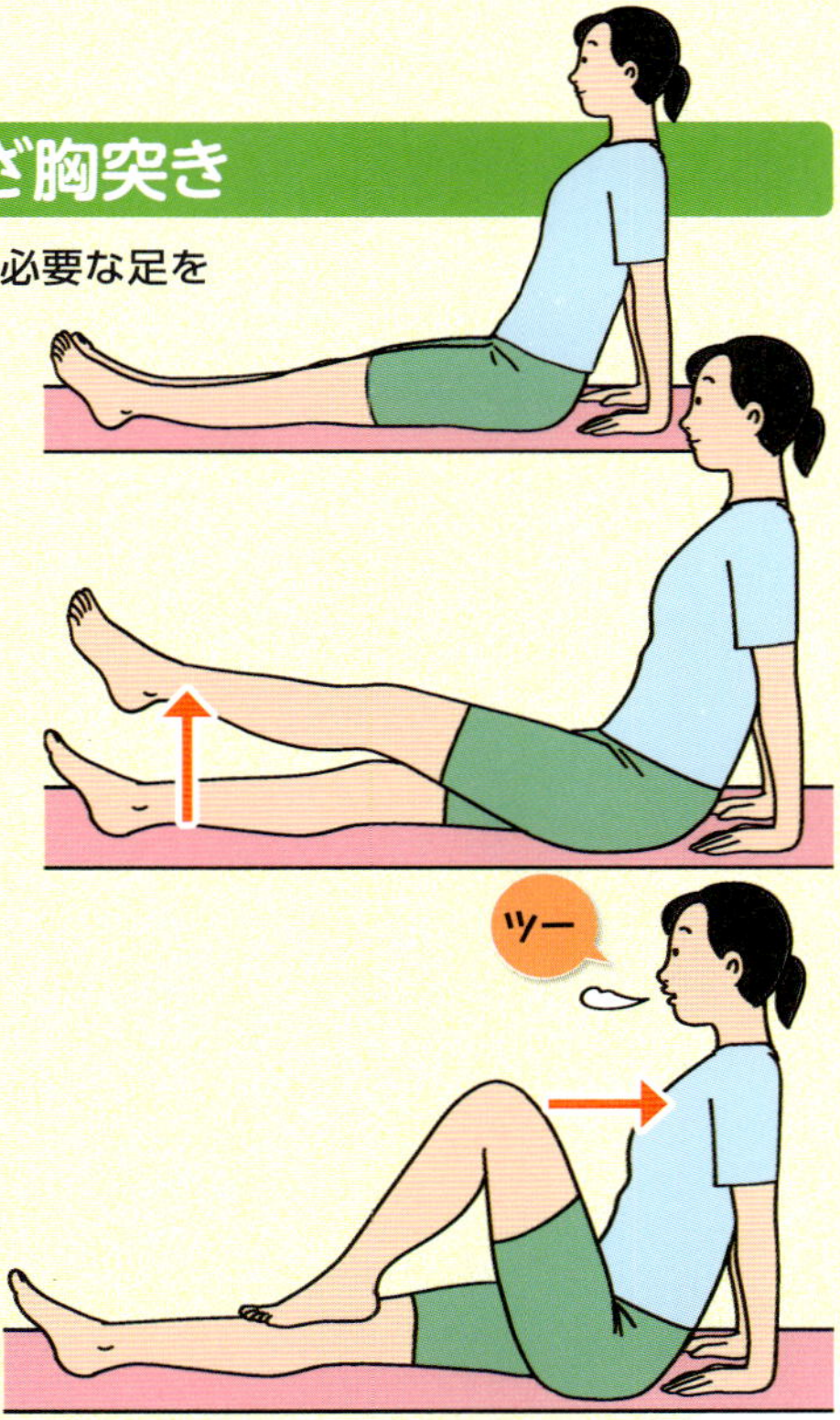
ツー

❶～❸を
5回行って
1セット
約1分

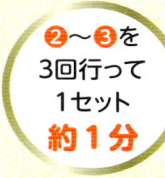

食後に行う有酸素運動「ウォーキング」

【主な目的】①腎臓の糸球体出口の血管を広げてタコ足細胞*を守り、血液をろ過する腎臓の働きを高める。②筋肉や心臓の血流を増やして血管を広げるNO（一酸化窒素）を作り、高い血圧を下げて腎臓を守る。③腎臓に悪影響を及ぼす活性酸素を無害化する酵素の働きをよくする。

「腎臓リハビリ」では、「腎臓体操」（128ページ）で全身をほぐした後に、「らくらく高効率筋トレ」（130ページ）と有酸素運動を行います。有酸素運動は息を止めずに酸素を取り込みながら行う、筋肉への負荷が比較的軽い運動で、代表的なものが「ウォーキング」です。歩くとふくらはぎの筋肉が収縮し、そのポンプ作用で全身の血流が促されるため、腎臓に新鮮な酸素や栄養が行き渡り、腎機能の強化につながります。

慢性腎臓病の人がウォーキングをするときは、必ず主治医から運動の許可を取り、適切な運動量を決めてから始めましょう。心拍数が安静時より毎分20〜30回増える程度の、比較的らくなペースで、1日に20〜50分歩くのが基本です。一度にまとめて歩く時間がなければ、10分、15分とこま切れに、数回に分けて歩いてもかまいません。疲れがたまらない程度に楽しみながら、週3〜4回くらいのペースで行いましょう。

主治医に許可された運動量でもきついと感じる場合は、1回3〜5分の散歩程度のウォーキングから始めてもいいでしょう。こまめに水分を補給し、体調が悪くなった

＊ 糸球体上皮細胞。腎臓の糸球体の毛細血管で老廃物をこし取るフィルターの役割を果たす。

ウォーキング

目標
週3〜5回
1回につき
20〜60分

一度に長く歩けない場合は、1回5〜10分のウォーキングを何回か行い、1日の合計が20〜60分になればOK。

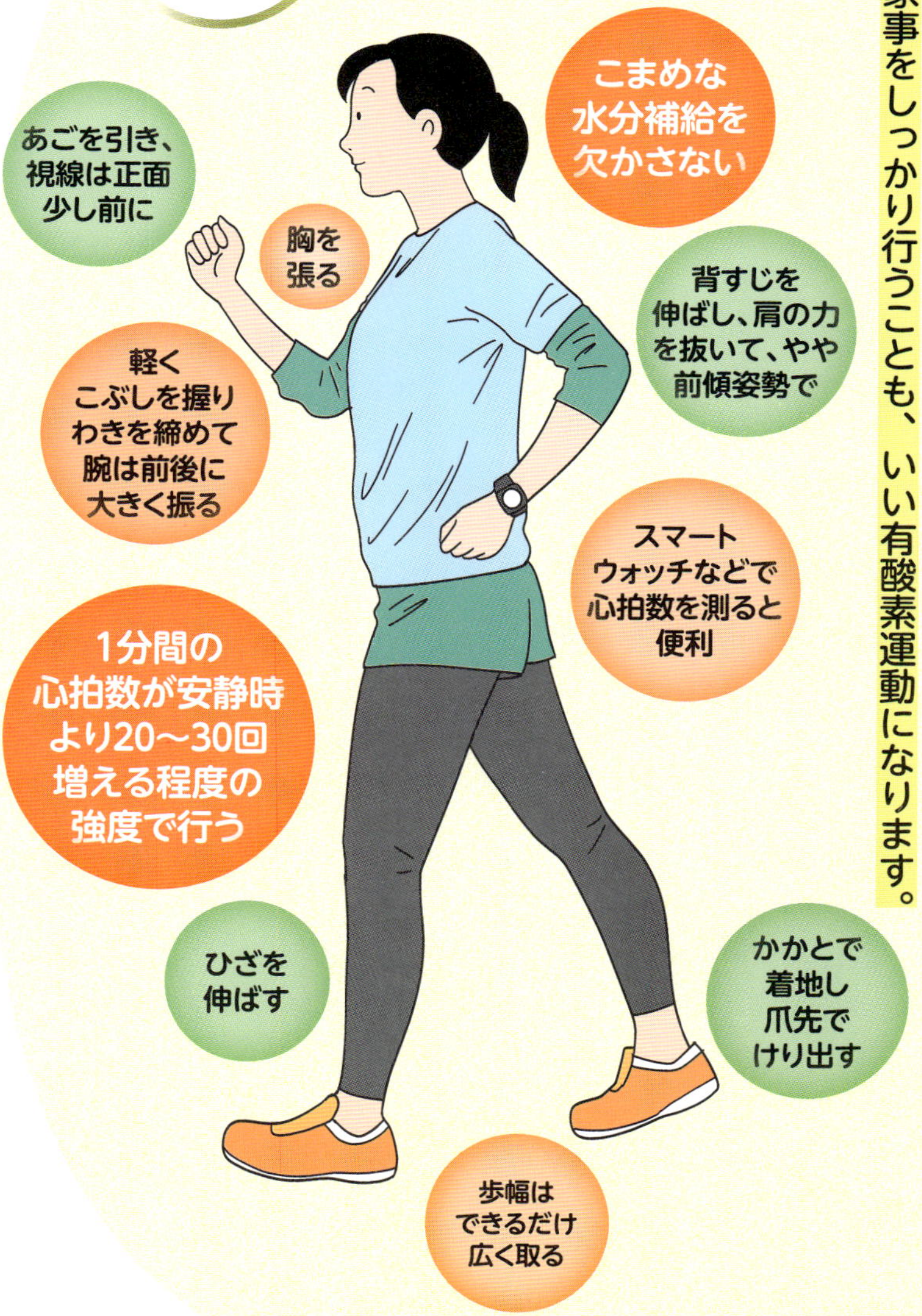

こまめな水分補給を欠かさない
あごを引き、視線は正面少し前に
胸を張る
背すじを伸ばし、肩の力を抜いて、やや前傾姿勢で
軽くこぶしを握りわきを締めて腕は前後に大きく振る
スマートウォッチなどで心拍数を測ると便利
1分間の心拍数が安静時より20〜30回増える程度の強度で行う
ひざを伸ばす
かかとで着地し爪先でけり出す
歩幅はできるだけ広く取る

ら休憩を取るか、中止することも大切です。

有酸素運動はウォーキングだけではありません。例えば、**屋内で床ふきや窓ふきなどの家事をしっかり行うことも、いい有酸素運動になります。**

コラム

熱中症、脱水、血圧の下げすぎによる高齢者の急性腎障害「AKI」が増え、過剰な塩分制限に要注意

急性腎障害（AKI：Acute Kidney Injury）は、**腎機能が数時間から数日のうちに急速に低下する状態**をいい、**尿量の減少、頭痛、吐きけ、疲労感、食欲不振などの症状**が現れます。AKIは、障害が起こった部位が腎臓に対してどの位置にあるかによって、次の３つに分けられます。

❶**腎前性**……腎臓に至る手前で障害が起こり、腎臓へ送られる血液（尿のもととなる）が急激に減少して、尿がつくられなくなるために起こるもの。脱水症、事故による大量出血のほか、大手術の後に血圧が低下して起こることもあります。

❷**腎後性**……腎臓でつくられた尿が通る尿管、膀胱、尿道の障害で尿の排泄が妨げられ、腎臓が尿をつくりにくくなって起こるもの。尿管結石、前立腺肥大症、膀胱がんなどが原因になります。

❸**腎性**……腎臓そのものが障害を受けて起こるもの。糸球体腎炎（腎臓の糸球体の炎症）などの病気や、抗がん剤などの薬の影響でも起こります。

AKIは集中治療室に入院中の患者さんによく起こり、体力が低下しているために命にかかわることもありますが、院内であればすぐに対応が可能です。これに対し入院していない人の場合は、適切に治療すれば命にかかわることは少ないものの、発見が遅れて重症化すると、腎臓が受けたダメージが回復せず、慢性腎臓病や末期腎不全になることも少なくありません。

入院していない人の**AKIの原因の大部分は、脱水と低血圧**です。脱水による血液量の減少や低血圧から腎臓が水分不足となり、腎前性のAKIを起こします。**特に高齢者では、暑い季節の熱中症や水分不足による脱水、血圧を下げすぎたことから起こりやすいので、尿量減少、頭痛、吐きけ、めまい、ふらつきといった症状が現れたら、すぐに医療機関を受診しましょう。**

特に、**塩分制限のしすぎには要注意**です。慢性腎臓病のすべてのステージで塩分は最低３グラム以上とることとされ、むくみがあればより厳しい塩分制限が必要な場合もあるG４以降でも、３グラム以上の塩分はとることとされています。塩分が不足すると、私たちの体は体内の水分を排出して塩分濃度を調節しようとするため、水をいくら飲んでも、塩分が不足していれば脱水に陥りやすくなるのです。多すぎず少なすぎない、適切な塩分補給を心がけましょう。

第12章

症例集

食べ物を変え食前食後の運動を始めたら、低下する一方だった腎機能が回復しクレアチニン値・eGFR・たんぱく尿の改善する患者さんが多い

ステージG4の慢性腎臓病で透析を覚悟したが減塩、たんぱく質制限、禁酒、運動でeGFRが19から25まで回復し、4年後も透析を回避

酒井弘伸（さかいひろのぶ）さん（仮名・64歳・福島県）は60歳で公務員を引退、元同僚の友人2人と、ゴルフに海釣りに、悠々自適のセカンドライフを送っていました。

ある日左足の親指に激痛を感じて主治医を受診すると、痛風と診断されました。もともと高血圧症や脂質異常症で、尿酸値も高かったのですが、痛風発作は初めてでした。友人たちと朝から飲酒したり、好きなつまみをおなかいっぱい食べたりしていたのが引き金になったようです。そして血液検査や尿検査の後、主治医から思わぬ事実を告げられました。「**クレアチニン値が2・82、eGFRは19。ステージG4の慢性腎臓病**（じんぞうびょう）です。**このままいけば人工透析**になるでしょう」というのです。

人工透析と聞いて驚き、心配になった酒井さんは、私の診療先を訪れました。今の状態はよくありませんが、「**食生活を改めれば回復が望める**ので、**減塩・たんぱく質制限・飲酒制限**をしましょう」と指導しました。酒井さんは減塩や制限と聞いて残念

そうでしたが、回復可能と聞いてホッとした様子でした。

友人たちに事情を話したところ、なんと「みんなで減塩やたんぱく質・飲酒制限に取り組もう。そして尿酸値や腎機能が落ち着いたら、お祝いしようよ」といってくれたのです。酒井さんはがぜんやる気になり、「減塩」対策として、**食卓に常備していた塩・しょうゆ・ソースを撤去**。代わりに**七味唐辛子**や**刻みニンニク**、**刻みショウガ**を置くことにしました。たんぱく質制限は、**肉や魚を減らして豆腐や納豆に置き換え**、飲酒制限は、**酒の代わりにノンアルコールのワインやビールにして禁酒**したのです。処方された薬も、欠かさず飲みました。

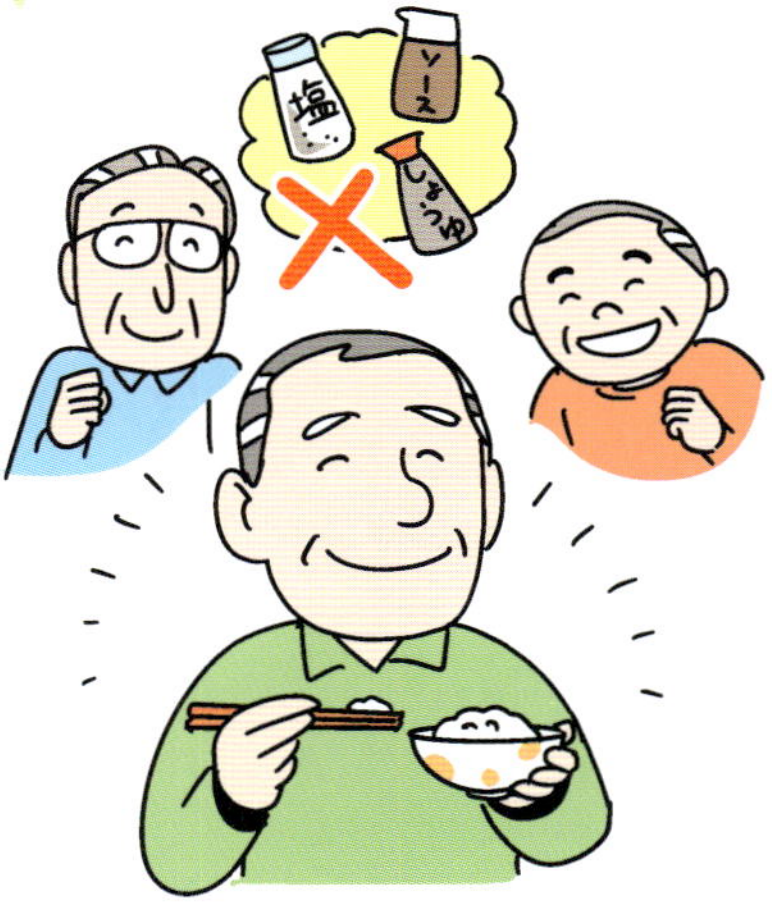

減塩・たんぱく質制限・飲酒制限に友人たちと取り組み、4年後も人工透析を回避

これを6ヵ月続け、**食前食後には軽い運動**もした結果、**退職後に7キロも増えていた体重がもとに戻り、クレアチニン値は2・17に、eGFRも25前後まで回復**、**尿酸値も正常**に戻りました。今では、月に1回ですが友人たちとの宴会が許可され、ともに頑張って絆（きずな）が深まった仲間どうし、大いに盛り上がっているそうです。4年経過した現在も腎機能を同程度で維持して、人工透析を回避できています。

塩分過多の食事で高血圧から腎機能がステージG4まで低下。漬物をやめ減塩した結果、3ヵ月でG3bに改善

高血圧で通院していた高原実さん（仮名・82歳・山形県）は5年前、主治医に腎機能の低下を指摘され、このままでは人工透析も考えなくてはならなくなるといわれて、私の診療先を受診しました。当時のクレアチニン値は1・90、eGFRは27、すでに**ステージG4**で、血圧は**診察室血圧で最高182ミリ／最低90ミリ**もありました。

高原さんはご飯にみそ汁、漬物、ウインナーといった塩分過多の食事を長年続けてきました。減塩のためでもみそ汁だけは好きでやめられないとのこと。そこでみそ汁を残す代わりに**漬物をやめ、ウインナーを豆腐に替え、しょうゆなしでショウガやミョウガを添えて食べるようにして、大幅な減塩に成功**。3ヵ月後には、降圧薬の効果もあって**家庭血圧で130ミリ／80ミリ程度**になりました。それに伴い腎機能も**クレアチニン値1・52、eGFR35のG3b**にまで回復、**5年後の今も維持**しています。血圧や腎機能が安定したため安心して外出でき、行動範囲が広がったとのことです。

超肥満で慢性腎臓病に心不全を合併していたがショウガや酢、ラー油を活用した食事改善で減量。eGFRが33→40になり人工透析の心配が薄らいだ

市川美香さん（仮名・42歳・宮城県）は身長160センチで体重142キロと超肥満で、**高血圧症**、**睡眠時無呼吸症候群**、**糖尿病**に**慢性腎臓病（クレアチニン値1・43、eGFR33でステージG3b）**を合併し、**心不全**を起こして私の診療先に入院。一時は酸素吸入が必要でした。1日のカロリーを1200キロカロリー、塩分を6グラム未満に制限されて落ち込んだ市川さんでしたが、栄養指導で**ショウガやニンニク、酢、ラー油などを活用した減塩法**を教わり、濃い味で隠されていた素材のおいしさに目覚めたとのこと。軽い運動もした結果、**3ヵ月で31キロの減量に成功**、酸素吸入の必要もなくなって退院となりました。退院後も入院時に学んだ食事の改善を続け、**さらに6ヵ月で13キロ減量**、**降圧薬の減薬や血糖降下薬の中止も実現**しました。**クレアチニン値は1・22、eGFRは40前後まで回復**して、**人工透析も回避**できています。減量して家事がらくにこなせるようになり、やせて容姿が大きく変化し、外出が楽しくなったそうです。

＊本症例はBMI（体格指数）が40を超える肥満症（日本肥満学会の判定基準で肥満４度）の患者さんが、医師の監督下で減量を行った特別な例。通常、減量は１ヵ月当たり元体重の５％以内を目安とすること。体格指数＝体重［キロ］÷（身長［メートル］×身長［メートル］）

3食しっかり食べていたご飯やパンを減らし、豆腐や野菜たっぷりの食事にチェンジ。おやつもやめたらステージG3b→G3aに戻れた

山田圭子（やまだけいこ）さん（仮名・63歳・宮城県）は50代から高血圧症と脂質異常症、肥満症で、通院していました。あるとき主治医に腎（じん）機能の低下を指摘され、私の診療先を受診。

クレアチニン値0・98、eGFRは43で、すでにステージG3bでした。まずは本腰を入れて肥満を解消して腎機能を改善することとし、食事の見直しを始めました。

山田さんは3食しっかりご飯やパン中心の食事をするほかに、10時、15時にはおなかがすいて、おやつを食べてしまうとのこと。そこで、**毎食のご飯やパンを減らし**、**血糖値が上がりにくく食べ応えのある豆腐**や、**ダイコン**、**キャベツ**などの野菜をたっぷりとるようにし、**おやつを食べたくなったらなるべくすぐに外へ出て、町内を散歩**するよう指導しました。これを実際やってみると、あまり空腹感を感じなくなり、無理なくおやつをやめることができたそうです。その結果、**6ヵ月で体重が11㌔減**、**クレアチニン値は0・85、eGFRは52**になり、**ステージG3a**に改善したのです。

ステージG3bでたんぱく尿が出ていたが間食をやめて減量したところ見事に改善。10年以上も腎機能を維持できている

吉崎貞子さん（仮名・80歳・宮城県）は、検診で**クレアチニン値が0・95、eGFR44でステージG3bの慢性腎臓病**と判明。**たんぱく尿**や**肥満**もあり、運動したかったのですが、長時間歩くとひざ痛が出て思うようにできません。どうすればいいかと悩んだ吉崎さんは、私の診療先を訪れました。食事内容を聞くと、**ポテトチップス**や**アイスクリーム**などを間食していたので、これを「いったん休み」にしました。

すると、それだけで1週間で1キロも体重が減ったのです。これが励みになり、**サラダのドレッシングを高カロリーのものから酢や少量のラー油などに替え**、**空腹時の間食を野菜やこんにゃくにする**などした結果、**1年で15キロも減量**できました。その結果、陽性だった**たんぱく尿は－（陰性）～±（偽陽性）となり**、**11年後の今も、クレアチニン値の上昇やeGFRの低下は防げて**います。また、減量したらひざ痛が解消、湿布も不要になって、歩くのが苦にならなくなったそうです。

おわりに

腎臓（じんぞう）の食事療法というと、あれもこれも制限されてばかりで、複雑すぎて難しい。多くの人がそう感じているようです。実際に、それまでの食習慣を変えられず、途中で挫折（ざせつ）してしまう人が、今も少なくありません。しかし、だからといって、好きな物を好きなだけ飲み食いしていては、腎機能は低下するばかり。将来、腎不全に陥り、人工透析を余儀なくされることになりかねません。

そこでみなさんに提案したいのが、**「難しく考えすぎるのはやめましょう」**ということです。食べ物には大きく分けて**「腎臓を守り強める食べ物」**と**「腎臓を傷める食べ物」**の２種類があることを知り、前者を多めに、後者を少なく食べること、**そのシンプルな考え方を心がけるだけでも、あなたの食生活はガラリと変わってくる**でしょう。

そしてもう一つ、覚えておいてほしいのが、**何事も「適度」が大切**ということです。極端すぎてはいけません。

かつて、慢性腎臓病の患者さんというと、やせ衰えて元気がないイメージだったかもしれません。それは、たんぱく質や運動を極端に制限しすぎていたせいではないでしょうか。

たんぱく質を制限しすぎると、筋肉が減少し、サルコペニア（筋肉減少症）やフレイル（虚弱）、寝たきりの原因になりかねません。塩分も、極端に制限しすぎると、特に高齢者では脱水に陥りＡＫＩ（エーケーアイ）（急性腎障害。１３４㌻参照）を起こすこともあります。たんぱく質も塩分も過不足なくとることが重要なのです。

運動も適度が大切です。かつてのように安静にばかりしていると、筋肉が著しく衰えて、腎機能もかえって低下してしまいます。反対に、激しい運動をしすぎても、腎臓にとって大きな負担となり腎機能を低下させる原因になります。

何事も「適度」が重要です。

何が適度かは、日々の定期的なチェックが教えてくれます。血圧や体重を毎日測るとともに、食事内容や運動内容をこまめに記録。血液検査や尿検査を定期的に受け、その結果も把握して、過去の数値と比べてどうなっているのか、確認しましょう。**よくなっていればそれまでの生活を続け、悪化していればこの分野にくわしい医師、看護師、管理栄養士、理学療法士、作業療法士の指導を受けながら食べ物選びや運動習慣を見直す、それだけです。**それを続けるうちに、あなたにとっての「適度」が見えてくるはずです。

本書の内容が、みなさんにとっての「適度」を知り、大事な腎臓を守り強めて、何よりも大切な**命を守る**ことに実際に役立てば幸いです。思い立ったが吉日。まずは今日から「買い物かごを変える」「冷蔵庫を変える」「食卓を変える」ことを始めてみてください。ご健勝をお祈りしています。

東北大学名誉教授　山形県立保健医療大学理事長・学長

上月正博

著者紹介

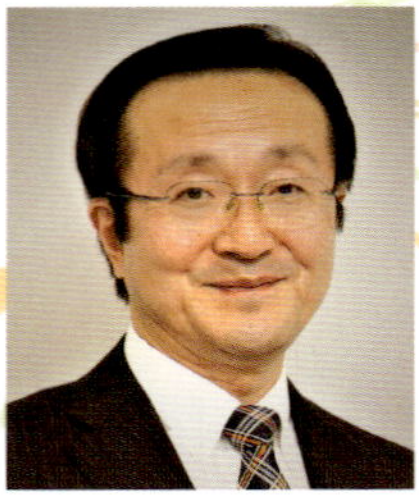

こうづきまさひろ
上月正博
東北大学名誉教授
山形県立保健医療大学理事長・学長

1981年東北大学医学部卒業。2000年東北大学大学院内部障害学分野教授、2002年東北大学病院リハビリテーション部長（併任）、2008年同障害科学専攻長（併任）、2010年同先進統合腎臓科学教授（併任）、2022年東北大学名誉教授、山形県立保健医療大学理事長・学長。

日本腎臓リハビリテーション学会理事長、国際腎臓リハビリテーション学会理事長、日本リハビリテーション医学会副理事長、日本心臓リハビリテーション学会理事などを歴任。医学博士。日本腎臓学会功労会員、総合内科専門医、腎臓専門医、高血圧専門医、リハビリテーション科専門医。

『腎臓リハビリテーションガイドライン』（南江堂）など医師向けの著書・監修書多数。2018年には腎臓リハビリテーションの功績が認められ、心臓や腎臓の分野に貢献した科学者に贈られる世界的に名誉ある賞「ハンス・セリエメダル」、2022年には「日本腎臓財団功労賞」を受賞。

運動を頑張らなくても
腎機能がみるみる強まる食べ物大全

2024年 9 月10日　第1刷発行
2025年 6 月23日　第9刷発行

著　　者　上月正博

編 集 人　飯塚晃敏
編　　集　わかさ出版
編集協力　酒井祐次　瀧原淳子（マナ・コムレード）
装　　丁　萩原朱夏
本文デザイン　マナ・コムレード
イラスト　前田達彦　マナ・コムレード
写真協力　Adobe Stock
発 行 人　山本周嗣
発 行 所　株式会社文響社
　　　　　ホームページ　https://bunkyosha.com
　　　　　メール　info@bunkyosha.com
印刷・製本　株式会社光邦

ISBN　978-4-86651-826-8

本書は専門家の監修のもと安全性に配慮して編集していますが、本書の内容を実践して万が一体調が悪化する場合は、すぐに中止して医師にご相談ください。また、疾患の状態には個人差があり、本書の内容がすべての人に当てはまるわけではないことをご承知おきのうえご覧ください。本書の情報は、発行日時点の情報に基づいています。

この本に関するご意見・ご感想をお寄せいただく場合は、メール（info@unkyosha.com）にてお送りください。